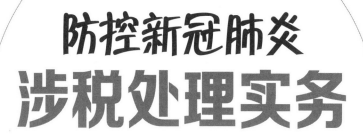

防控新冠肺炎
涉税处理实务

陈志坚　齐鑫鑫　编著

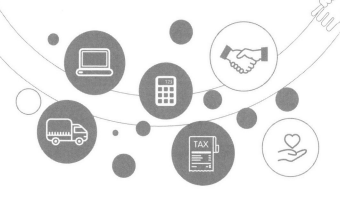

U0305244

中国税务出版社

图书在版编目（CIP）数据

防控新冠肺炎涉税处理实务 / 陈志坚，齐鑫鑫编著 .
—— 北京：中国税务出版社，2020.3（2020.5 重印）
ISBN 978-7-5678-0950-5

Ⅰ. ①防… Ⅱ. ①陈… ②齐… Ⅲ. ①冠形病毒–病毒病
–肺炎–预防（卫生）②税收管理–中国 Ⅳ. ① R563.101
② F812

中国版本图书馆 CIP 数据核字 (2020) 第 026758 号

书　　名：防控新冠肺炎涉税处理实务
作　　者：陈志坚　齐鑫鑫　编著
责任编辑：庞　博　赵泽蕙
责任校对：姚浩晴
技术设计：刘冬珂
出版发行：**中国税务出版社**
　　　　　北京市丰台区广安路 9 号国投财富广场 1 号楼 11 层
　　　　　邮政编码：100055
　　　　　http://www.taxation.cn
　　　　　E-mail：swcb@taxation.cn
　　　　　发行中心电话：(010) 83362083 / 86 / 89　传真：(010) 83362046 / 47 / 48 / 49
经　　销：各地新华书店
印　　刷：保定市中画美凯印刷有限公司
规　　格：787 毫米 ×1092 毫米　1/16
印　　张：12.5
字　　数：126000 字
版　　次：2020 年 3 月第 1 版　　2020 年 5 月第 2 次印刷
书　　号：ISBN 978-7-5678-0950-5
定　　价：30.00 元

新冠肺炎疫情发生以来，围绕支持防护救治、支持物资供应、鼓励物资捐赠、支持复工复产、帮扶小微企业和个体工商户等，国家紧急出台了一系列税费减免政策，助力打赢疫情防控阻击战。疫情防控税费优惠政策，概括起来有五个特点：一是出台速度快。党中央、国务院及时决策，财政、税务等部门迅速制定具体政策规定和操作办法。二是涉及税费种类多。涉及6个税种2个费种，包括增值税、消费税、企业所得税、个人所得税、房产税、城镇土地使用税，以及教育费附加、社会保险等。三是减免方式多。既有税额直接减免，又有税基扩大扣除，还有留抵退税，以及延长亏损结转。四是针对性强。对疫情防控重点保障物资生产企业、受影响较大的困难行业企业、医务人员和防疫工作者、小微企业和个体工商户等都有针对性支持政策。五是受益群体广。对生活服务业的纳税人取得的收入免征增值税、降低增值税小规模纳税人征收率等政策，惠及大量中小企业，目的就是通过实实在在降低企业税负，增强其抗风险能力，帮助其渡过难关。

为帮助纳税人精准及时掌握这些优惠政策，尽享政策红利，作者对已出台的应对新冠肺炎疫情税费优惠政策进行整理细分，并结合企业涉税处理实务设置大量案例解析，便于读者理解政策，增强实务操作能力。在编写体例上，本书呈现三大特点：一是全面，本书汇集截至2020年3月15日发布的新冠肺炎疫情防控税费优惠政策。二是融合，不仅对税费优惠政策进行解析，还对企业经营业务进行全税种及会计实务讲解。三是实用，本书梳理实务操作中大量要点、难点及相关提示，帮助读者正确理解税费优惠政策。

在此特别感谢小陈税务咨询(北京)有限责任公司李嘉豪先生给予本书的帮助。

由于作者水平有限，加之时间仓促，书中难免存在不足，欢迎读者批评指正。

编者

2020年3月

目 录
CONTENTS

✚ 防护救治涉税政策及实务解析

🚚 提供物资保障和生活便利涉税政策及实务解析

公益捐赠涉税政策及实务解析

疫情防控重点保障物资生产企业涉税政策及实务解析

企业复工复产涉税政策及实务解析

阶段性减免社会保险费政策及实务解析

增值税小规模纳税人免税、征收率调整涉税政策及实务解析

附　录

案例索引
CASE INDEX

防护救治涉税政策
及实务解析

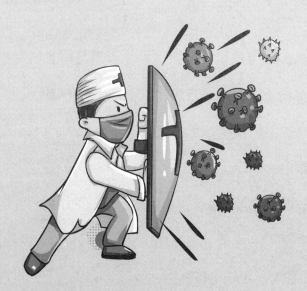

支持新冠肺炎防护救治的税收政策主要涉及两个方面：**一**是个人取得政府规定标准的疫情防治临时性工作补助和奖金；**二**是个人取得单位发放的预防新冠肺炎的医药防护用品等实物。因此，读者应同时关注增值税、企业所得税、个人所得税有关补助的涉税处理，确保各税种优惠政策应享尽享，同时规避因政策执行有误导致的税收风险。

📖 政策规定

（一）增值税

▶▶▶《中华人民共和国增值税暂行条例》（以下简称《增值税暂行条例》）第十条规定，用于简易计税方法计税项目、免征增值税项目、集体福利或者个人消费的购进货物、劳务、服务、无形资产和不动产的进项税额不得从销项税额中抵扣。

▶▶▶《国家税务总局关于取消增值税扣税凭证认证确认期限等增值税征管问题的公告》（国家税务总局公告 2019 年第 45 号）第七条规定，纳税人取得的财政补贴收入，与其销售货物、劳务、服务、无形资产、不动产的收入或者数量直接挂钩的，应按规定计算缴纳增值税。纳税人取得的其他情形的财政补贴收入，不属于增值税应税收入，不征收增值税。

（二）企业所得税

▶▶▶《中华人民共和国企业所得税法实施条例》（以下简称《企业所得税法实施条例》）第四十条规定，企业发生的职工福利费支出，不超过工资、薪金总额 14% 的部分，准予扣除。

▶▶▶《国家税务总局关于企业工资薪金及职工福利费扣除问题的通知》（国税函〔2009〕3 号）规定，《企业所得税法实施条例》第四十条规定的企业职工福利费，包括以下内容：①尚未实行分离办社会职能的企业，其内设福利部门所发生的设备、设施和人员费用，包括职工食堂、职工浴室、理发室、医务所、托儿所、疗养院等集体福利部门的设备、设施及维修保养费用和福利部门工作人员的工资薪金、社会保险费、住房公积金、劳务费等。②为职工卫生保健、生活、住房、交通等所发放的各项补贴和非货币性福利，包括企业向职工发放的因公外地就医费用、未实行医疗统筹企业职工医疗费用、职工供养直系亲属医疗补贴、供暖费补贴、职工防暑降温费、职工困难补贴、救济费、职工食堂经费补贴、职工交通补贴等。③按照其他规定发生的其他职工福利费，包括丧葬补助费、抚恤费、安家费、探亲假路费等。

▶▶▶《企业所得税法实施条例》第四十八条规定，企业发生的合理的劳动保护支出，准予扣除。

▶▶▶《财政部　国家税务总局关于专项用途财政性资金企业所得税处理问题的通知》（财税〔2011〕70 号）规定，①企业从县级以上各级人民政府财政部门及其他部门取得的应计入收入总额的财政性资金，凡同时符合以下条件的，可以作为不征税收入，在计算应纳税所得额时从收入总额中减除：企业能够提供规定资金专项用途的资金拨付文件；财政部门或其他拨付资金的政府部门对该资金有专门的资金管理办法或具体管理要求；企业对该资金以及以该资金发生的支出单独进行核算。②根据《企业所得税法实施条例》第二十八条的规定，上述不征税收入用于支出所形成的费用，不得在计算应纳税所得额时扣除；用于支出所形成的资产，其计算的折旧、摊销不得在计算应纳税所得额时扣除。③企业将符合规定条件的财政性资金作不征税收入处理后，在5年（60个月）内未发生支出且未缴回财政部门或其他拨付资金的政府部门的部分，应计入取得该资金第六年的应税收入总额；计入应税收入总额的财政性资金发生的支出，允许在计算应纳税所得额时扣除。

（三）个人所得税

▶▶▶《中华人民共和国个人所得税法实施条例》第六条规定，工资、薪金所得，是指个人因任职或者受雇取得的工资、薪金、奖金、年终加薪、劳动分红、津贴、补贴以及与任职或者受雇有关的其他所得。

▶▶▶《财政部 税务总局关于支持新型冠状病毒感染的肺炎疫情防控有关个人所得税政策的公告》（财政部 税务总局公告2020年第10号，以下简称财政部、税务总局公告2020年第10号文件）规定，自2020年1月1日起：①对参加疫情防治工作的医务人员和防疫工作者按照政府规定标准取得的临时性工作补助和奖金，免征个人所得税。政府规定标准包括各级政府规定的补助和奖金标准。对省级及省级以上人民政府规定的对参与疫情防控人员的临时性工作补助和奖金，比照执行。②单位发给个人用于预防新型冠状病毒感染的肺炎的药品、医疗用品和防护用品等实物（不包括现金），不计入工资、薪金收入，免征个人所得税。

实务解析

（一）疫情防控人员临时性工作补助和奖金免征个人所得税

1. 对参加疫情防治工作的医务人员和防疫工作者按照政府规定标准取得的临时性工作补助和奖金，免征个人所得税。政府规定标准包括各级政府规定的补助和奖金标准。如《中央应对新型冠状病毒感染肺炎疫情工作领导小组关于全面落实进一步保护关心爱护医务人员若干措施的通知》（国发明电〔2020〕5号）规定："将湖北省（含援鄂医疗队，下同）一线医务人员临时性工作补助相应标准提高1倍，并确保发放到位，中央财政对湖北省全额补助；及时核增医疗卫生机构一次性绩效工资总量，将湖北省一线医务人员薪酬水平提高2倍；扩大卫生防疫津贴发放范围，确保覆盖全体一线医务人员，所需经费按现行渠道解决。"上述补助，可以按照规定享受免征个人所得税的优惠政策。

要点提示：

 取得补助的个人是医务人员和防疫工作者，包括直接接触待排查病例或确诊病例，诊断、治疗、护理、医院感染控制、病例标本采集和病原检测等工作相关人员，也包括参加疫情防控的其他医务人员和防疫工作者。

 政府规定标准包括各级政府规定的补助和奖金标准，包括中央财政规定的标准，也包括镇政府规定的标准。

2. 对参与疫情防控人员的临时性工作补助和奖金，比照参加疫情防治工作的医务人员和防疫工作者执行，但前提是必须有省级及省级以上人民政府的文件规定。参与疫情防控人员具体人员范围由各省及省级以上人民政府文件明确。

【举例说明】安徽省人民政府规定：按照一类补助标准，对于直接接触待排查病例或确诊病例，诊断、治疗、护理、医院感染控制、病例标本采集和病原检测等工作相关人员，按照每人每天 300 元予以补助：对于参加疫情防控的其他医务人员和防疫工作者，按照每人每天 200 元予以补助。对参与疫情一线应急处置的医疗卫生人员给予一次性慰问补助，在享受临时性工作补助的基础出上，再给予每人 6000 元的一次性慰问补助。上述临时性工作补助和每人 6000 元的一次性慰问补助免征个人所得税。

----

3. 财政部、税务总局公告 2020 年第 10 号文件没有规定资金来源必须是财政性资金，只要是按照政府规定标准发放的临时性工作补助和奖金都可以适用。

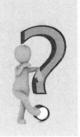

【例1-1】物业公司疫情期间组织人员进行体温检测和出入人员登记,按当地政府规定标准发放补助,是否需要缴纳个人所得税?

某物业公司疫情期间组织人员在小区门口进行体温检测和出入人员登记,每天按照当地政府规定标准给予200元的补助,那么该项补助可免征个人所得税。

4. 申报时处理。

(1)工资薪金预扣预缴。

国家税务总局明确,考虑到目前相关人员正在疫情防治一线,其单位同样承担较重防治任务,为切实减轻有关人员及其单位负担,此次对上述人员取得的临时性工作补助和奖金享受免征个人所得税优惠时,支付单位无需申报,仅将发放人员名单及金额留存备查即可。

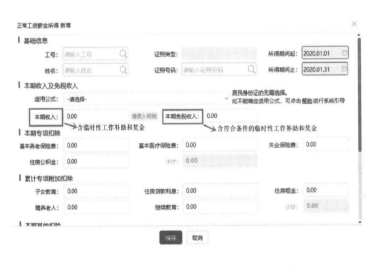

图1-1 自然人电子税务局(扣缴端)预扣预缴工资薪金所得界面

如申报,请注意"本期收入"与"本期免税收入"的填报,"本期收入"栏包括所有临时性工作补助和奖金,"本期免税收入"栏填报包括符合免个人所得税条件的临时性工作补助和奖金,如图1-1所示。

（2）居民个人汇算清缴。

居民个人取得的符合上述第 1-3 项免征个人所得税条件的临时性工作补助和奖金属于"其他免税收入"。

居民个人年度汇算应退或应补税额计算公式如下：

年度汇算应退或应补税额 =[（综合所得收入额－其他免税收入）－60000 元－"三险一金"等专项扣除－子女教育等专项附加扣除－依法确定的其他扣除－捐赠）× 适用税率－速算扣除数]－年度已预缴税额

5.企业按照参加疫情防控的其他医务人员和防疫工作者的工作性质，进行会计处理。

（1）计提临时性工作补助和奖金时：

借：管理（销售）费用等成本科目

  贷：应付职工薪酬——工资（疫情防控补助／奖金）

（2）发放临时性工作补助和奖金时，不需要计算应代扣代缴的个人所得税：

借：应付职工薪酬——工资（疫情防控补助／奖金）

  贷：银行存款

（二）单位发给个人用于预防新冠肺炎的实物免征个人所得税

1.单位发给个人用于预防新冠肺炎的实物免征个人所得税。

单位发给个人用于预防新冠肺炎的药品、医疗用品和防护用品等实物（不包括现金），不计入工资、薪金收入，免征个人所得税。

（1）发放的是实物，不是现金。

要点提示：

 免征个人所得税的物品是单位发给个人用于预防新冠肺炎的药品、医疗用品和防护用品等实物，明确规定"不包括现金"。

 如果发放现金补贴，应作为职工福利费企业所得税税前扣除。

【例1-2】企业给员工发放的用于预防新冠肺炎的物品，是否需要缴纳个人所得税？

某单位每天给每位员工发放一个口罩和一副手套，用于预防新冠肺炎，发放的这部分物品，员工不需要并入工资薪金计算缴纳个人所得税。

【例1-3】企业给员工发放的疫情补贴，是否需要缴纳个人所得税？

由于疫情严重，某单位给参与防疫工作的员工发放疫情补贴，不需要并入工资薪金缴纳个人所得税。

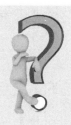

（2）物品的用途是用于预防新冠肺炎。

要点提示：

药品、医疗用品、防护用品种类很多，政策上难以一一列举，原则上，只要是与预防新冠肺炎直接相关的药品、医疗用品、防护用品物资，如口罩、护目镜、消毒液、手套、防护服等，都可以享受财政部、税务总局公告2020年第10号文件有关免税的规定。需要提醒的是，如果是其他用途的物品需要按规定并入工资薪金缴纳个人所得税。

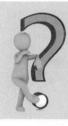

【例1-4】疫情期间企业在给员工发放的元宵节物品，是否需要缴纳个人所得税？

某单位于2020年元宵节给每位员工发一盒元宵，员工需要并入工资薪金计算缴纳个人所得税，单位按规定预扣预缴个人所得税。

（3）单位发给个人用于预防新冠肺炎的药品、医疗用品和防护用品等实物，不管是属于劳保用品支出，还是属于职工福利费支出，都不计入工资薪金收入，免征个人所得税。

2. 单位发给个人用于预防新冠肺炎的实物其他涉税处理。

《国家税务总局关于企业工资薪金及职工福利费扣除问题的通知》（国税函〔2009〕3号，以下简称国税函〔2009〕3号文件）规定，为职工卫生保健、生活、住房、交通等所发放的各项补贴和非货币性福利属于企业职工福利费支出。

（1）增值税。

如果一般纳税人购买的生产经营过程中或上班需要使用的防护物品，如消毒用品、口罩等，不属于"为职工卫生保健、生活、住房、交通等所发放的非货币性福利"，属于购买的用于生产经营的物资和器具等，应按照劳动保护用品或办公用品等处理，即不属于《增值税暂行条例》第十条规定的"用于集体福利或者个人消费的购进货物"，按照现行政策规定，取得增值税专用发票等增值税合法扣税凭证的，相应的增值税进项税额可以抵扣。

【例1-5】企业从境外购进口罩等物资发给员工工作时使用，其增值税进项税额是否可以抵扣？

某企业（一般纳税人）为防控疫情，从日本进口口罩、消毒水发给员工在工作时使用，取得一张海关缴款书。按照现行政策规定，购买的用于生产经营的物资、器具，包括在特殊时期生产劳动保护用品，确用于本企业生产经营的，并取得合规扣税凭证，其增值税进项税额是可以抵扣的。

如果一般纳税人购买的为职工卫生保健、生活、住房、交通等所发放的物品，属于企业职工福利费支出，属于《增值税暂行条例》第十条规定的"用于集体福利或者个人消费的购进货物"，按照现行政策规定，即使取得增值税专用发票等增值税合法扣税凭证的，相应的增值税进项税额也不能抵扣。

（2）企业所得税。

企业购买的生产经营过程中或上班需要使用的防护物品，如消毒用品、口罩等，不属于"为职工卫生保健、生活、住房、交通等所发放的非货币性福利"，属于购买的用于生产经营的物资和器具等，应按照劳动保护用品或办公用品等处理，全额在企业所得税税前扣除。

（3）单位发给个人用于预防新冠肺炎的实物的税前扣除凭证处理。

《企业所得税税前扣除凭证管理办法》（国家税务总局公告 2018 年第 28 号）规定，企业在境内发生的支出项目属于增值税应税项目（以下简称应税项目）的，对方为已办理税务登记的增值税纳税人，其支出以发票（包括按照规定由税务机关代开的发票）作为税前扣除凭证；对方为依法无需办理税务登记的单位或者从事小额零星经营业务的个人，其支出以税务机关代开的发票或者收款凭证及内部凭证作为税前扣除凭证，收款凭证应载明收款单位名称、个人姓名及身份证号、支出项目、收款金额等相关信息。企业从境外购进货物或者劳务发生的支出，以对方开具的发票或者具有发票性质的收款凭证、相关税费缴纳凭证作为税前扣除凭证。

要点提示：

 小额零星经营业务的判断标准是个人从事应税项目经营业务的销售额不超过增值税相关政策规定的起征点。

根据规定，从已办理税务登记的增值税纳税人（含个体户）购进口罩，需要取得发票作为税前扣除凭证。

（1）从未办理临时税务登记的自然人购进预防新冠肺炎的实物，一次性不超过 500 元，收款凭证及内部凭证作为税前扣除凭证，其中收款凭证应载明收款单位名称、个人姓名及身份证号、支出项目、收款金额。

（2）从办理临时税务登记的自然人购进预防新冠肺炎的实物，一次性不超过 10 万元，收款凭证及内部凭证作为税前扣除凭证，其中收款凭证应载明收款单位名称、个人姓名及身份证号、支出项目、收款金额。

（3）从境外购进口罩，以对方开具的发票或者具有发票性质的收款凭证、相关税费缴纳凭证作为税前扣除凭证。

（4）如果不符合上述规定，则发给员工符合条件的物品可不计入工资薪金收入，免征个人所得税；但不能在企业所得税税前扣除。需要提醒的是，需要银行单据、出入库、领用明细表等内部凭证作为账务处理的凭证。

【例1-6】疫情期间企业购买预防新冠肺炎的实物用于复工复产，如何进行账务处理？

疫情期间，某公司（一般纳税人）为保证工作场所干净卫生，购买了一批消毒液不含增值税价格为 8 万元，取得增值税专用发票上注明税价合计 9.04 万元。另按相关部门要求，为复工生产购买一批口罩支出 6 万元，没有取得增值税发票，发放给员工，不考虑其他情况，具体账务处理如下：

（1）购买消毒液账务处理

借：库存商品/劳保用品/办公用品等　　　　80000

应交税费——应交增值税（进项税额）　　10400

　　贷：银行存款　　　　　　　　　　　　90400

（2）购买口罩账务处理

借：库存商品/劳保用品/办公用品等　　　　60000

　　贷：银行存款　　　　　　　　　　　　60000

（3）发放给员工口罩账务处理

借：制造费用/管理费用等　　　　　　　　60000

　　贷：库存商品/劳保用品/办公用品等　　60000

（三）生活困难补助等福利费免征个人所得税

对因疫情影响导致职工生活困难，单位发放给职工的生活困难补助等福利费，免征个人所得税。其中，《国家税务总局关于生活补助费范围确定问题的通知》（国税发〔1998〕155号）规定，生活补助费是指由于某些特定事件或原因而给纳税人本人或其家庭的正常生活造成一定困难，其任职单位按国家规定从提留的福利费或者工会经费中向其支付的临时性生活困难补助。

1. 对因疫情影响导致职工生活困难，属于某些特定事件或原因而给纳税人本人或其家庭的正常生活造成一定困难。

要点提示：

对因疫情影响导致职工生活困难，单位发放给职工的生活困难补助主要包括：发放给感染、疑似感染或员工的家庭生活困难补助。

2. 在疫情期间，任职单位发给受疫情影响导致职工生活困难的临时性生活困难补助，免征个人所得税；如是救济金性质的生活困难补助费，只有各级人民政府民政部门支付的才免征个人所得税，企业支付不免征个人所得税。

3. 临时性生活困难补助是按国家规定从提留的福利费或者工会经费中向其支付的临时性生活困难补助，会计处理先计提福利费或者工会经费，后从福利费或者工会经费发放临时性生活困难补助。

4. 下列收入不属于免税的福利费范围，应当并入纳税人的工资、薪金收入计征个人所得税：

（1）从超出国家规定的比例或基数计提的福利费、工会经费中支付给个人的各种补贴、补助；

（2）从福利费和工会经费中支付给本单位职工的人人有份的补贴、补助；

（3）单位为个人购买汽车、住房、电子计算机等不属于临时性生活困难补助性质的支出。

（四）单位取得相关政府补助增值税和企业所得税处理

1. 单位取得相关政府补助增值税处理。

《国家税务总局关于取消增值税扣税凭证认证确认期限等增值税征管问题的公告》（国家税务总局公告 2019 年第 45 号）规定，纳税人取得的财政补贴收入，是否缴纳增值税，关键判断是否与"销售货物、劳务、服务、无形资产、不动产的收入或者数量直接挂钩"。关键要点如下：

（1）纳税人取得的财政补贴收入，与销售行为直接挂钩。

【例 1-7】公司取得的复工返岗财政补贴是否征收增值税？

某公司是医用防护服生产企业，疫情期间被政府征用组织员工返岗加班生产防护用品，为此政府将会支付给企业复工返岗补贴。

《国家税务总局关于取消增值税扣税凭证认证确认期限等增值税征管问题的公告》（国家税务总局公告 2019 年第 45 号）规定，纳税人取得的财政补贴收入，与其销售货物、劳务、服务、无形资产、

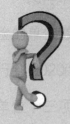

不动产的收入或者数量直接挂钩的，应按规定计算缴纳增值税。纳税人取得的其他情形的财政补贴收入，不属于增值税应税收入，不征收增值税。

根据上述规定，某公司取得的复工返岗财政补贴如不与销售货物的收入或者数量直接挂钩，不属于增值税应税收入，不征收增值税。

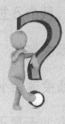

【例1-8】企业从事废弃电器电子产品拆解处理，取得的定额补贴是否需要缴纳增值税？

某企业取得了废弃电器电子产品处理资格，从事废弃电器电子产品拆解处理。2020年，该企业购进废弃电视1000台，全部进行拆解后卖出电子零件，按照《废弃电器电子产品处理基金征收使用管理办法》（财综〔2012〕34号）规定，取得按照实际完成拆解处理的1000台电视的定额补贴。

该企业拆解处理废弃电视取得的补贴，与其回收后拆解处理的废弃电视数量有关，与其拆解后卖出电子零件的收入或数量不直接相关，不属于国家税务总局2019年第45号公告第七条规定的"销售货物、劳务、服务、无形资产、不动产的收入或者数量直接挂钩"，无需缴纳增值税。

（2）纳税人取得的财政补贴收入，与销售的收入或者数量直接挂钩。

【例1-9】企业为疫情防控需要，实行按政府规定指导价格销售，对于发生的销售损失，政府通过国家财政予以补贴，企业收到的财政补贴是否应计算缴纳增值税？

某生物制药有限公司（一般纳税人）生产某种罕见病药品［在

《财政部　海关总署　税务总局　药监局关于罕见病药品增值税政策的通知》（财税〔2019〕24号）规定的罕见病药品清单范围内]，该药品正常销售单价590元/盒，为满足疫情防控需要，政府对该公司实行按指导价格销售，规定该企业以390元/盒的价格对外出售，对于政府限价造成企业发生的销售损失，政府以200元/盒的标准乘以该公司对外销售数量通过国家财政予以补贴，收到财政补贴300万元。

上述项财政补贴收入与其销售货物数量直接挂钩，应按规定计算缴纳增值税。

需要注意的是，挂钩不等于有关，主要看补贴的计算方法，是否存在补贴的值与销售收入或销售数量的值之间有变量计算关系。

【例1-10】企业取得政府为弥补运营成本给予的补贴，是否免征增值税?

为鼓励航空公司在本地区开辟航线，某市政府与航空公司商定，如果航空公司从事该航线经营业务的年销售额达到1000万元则不予补贴，如果年销售额未达到1000万元，则按实际年销售额与1000万元的差额给予航空公司航线补贴。如果航空公司取得该航线补贴，是否需要缴纳增值税?

本例中航空公司取得补贴的计算方法虽与其销售收入有关，但实质上是市政府为弥补航空公司运营成本给予的补贴，且不影响航空公司向旅客提供航空运输服务的价格（机票款）和数量（旅客人数），不属于《国家税务总局关于取消增值税扣税凭证认证确认期限等增值税征管问题的公告》（国家税务总局公告2019年第45号）第七条规定的"与其销售货物、劳务、服务、无形资产、不动产的收入或者数量直接挂钩"的补贴，无需缴纳增值税。

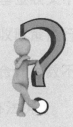

（3）纳税人取得的财政补贴收入，与其销售货物、劳务、服务、无形资产、不动产的收入或者数量直接挂钩的，按其销售货物、劳务、

服务、无形资产、不动产的适用税率或征收率计算缴纳增值税。

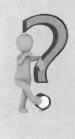

【例1-11】疫情期间企业收到的财政补贴如何计算缴纳增值税？

接【例1-9】该生物制药有限公司（一般纳税人），生产销售和批发、零售上述罕见病药品，选择按照简易办法依照3%征收率计算缴纳增值税，则收到财政补贴300万元应按照简易办法依照3%征收率计算缴纳增值税。

2. 单位取得相关政府补助企业所得税处理。

（1）作为不征税收入处理的条件。

企业取得县级以上各级人民政府财政部门及其他部门财政拨款，同时符合《财政部 国家税务总局关于专项用途财政性资金企业所得税处理问题的通知》（财税〔2011〕70号）规定的以下三个条件，可作为不征税收入处理，否则按照征收收入处理：①取得规定资金专项用途的资金拨付文件；②资金有专门的资金管理办法或具体管理要求：县级以上各级人民政府财政部门针对该项资金有具体使用的监督和管理要求，制定了专项资金管理办法等；③资金以及以该资金发生的支出单独进行核算：企业将该资金以及该资金形成的支出单独设置明细账或明细科目进行核算，清晰地反映收入及支出的核算情况。

【例1-12】企业疫情期间，向所在地财政部门申请贴息支持，取得贴息补贴收入，是否可作为不征税收入处理？

某企业按照《财政部 发展改革委 工业和信息化部 人民银行 审计署关于打赢疫情防控阻击战强化疫情防控重点保障企业资金支持的紧急通知》（财金〔2020〕5号）规定，向所在地财政部门申请贴息支持，取得贴息补贴收入，可作为不征税收入处理。

财金〔2020〕5号文件规定"确保专款专用"，全部用于疫情防控相关的生产经营活动，积极扩大产能、抓紧增产增供，服从国家统一调配，保障疫情防控相关重要医用物资、生活必需品平稳有序供给。

（2）企业应正确进行不征税收入的企业所得税处理。

根据《企业所得税法实施条例》第二十八条规定，企业的不征税收入用于支出所形成的费用或者财产，不得扣除或者计算对应折旧、摊销扣除。

3.财政补贴收入的会计处理。

（1）企业从政府取得的经济资源，如果与企业销售商品或提供服务等活动密切相关，且是企业商品或服务的对价或者是对价的组成部分，应当按照《企业会计准则第14号——收入》的规定进行会计处理，不适用《企业会计准则第16号——政府补助》。

【例1-13】疫情期间企业收到的财政补贴，如何进行会计处理？

接【例1-11】，企业财政补贴300万元应按照简易办法依照3%征收率计算缴纳增值税，会计处理如下：

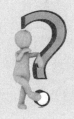

借：银行存款　　　　　　　　　3000000

　贷：主营业务收入　　　　　　　2912600

　　　应交税费——应交增值税（销项税额）　87400

（2）政府补助有两种会计处理方法：总额法和净额法。

总额法是在确认政府补助时，将其全额一次或分次确认为收益，而不是作为相关资产账面价值或者成本费用等的扣减。如果企业先取得与资产相关的政府补助，再确认所购建的长期资产，总额法下应当在开始对相关资产计提折旧或进行摊销时按照合理、系统的方法将递延收益分期计入当期收益；净额法下应当在相关资产达到预定可使用状态或预定用途时将递延收益冲减资产账面价值。如果相关长期资产投入使用后企业再取得与资产相关的政府补助，总额法下应当在相关资产的剩余使用寿命内按照合理、系统的方法将递延收益分期计入当期收益。企业选择总额法对与日常活动相关的政府补助进行会计处理的，应增设"6117 其他收益"科目进行核算。"其他收益"科目核算总额法下与日常活动相关的政府补助以及其他与日常活动相关且应直接计入本科目的项目。对于总额法下与日常活动相关的政府补助，企业在实际收到或应收时，或者将先确认为"递延收益"的政府补助分摊计入收益时，借记"银行存款""其他应收款""递延收益"等科目，贷记"其他收益"科目。期末，应将本科目余额转入"本年利润"科目，本科目结转后应无余额。

净额法是将政府补助确认为对相关资产账面价值或者所补偿成本费用等的扣减，净额法下应当在取得补助时冲减相关资产的账面价值，并按照冲减后的账面价值和相关资产的剩余使用寿命计提折旧或进行摊销。

企业应当根据经济业务的实质，判断某一类政府补助业务应当采用总额法还是净额法。通常情况下，对同类或类似政府补助业务只能选用一种方法，同时，企业对该业务应当一贯地运用该方法，不得随意变更。企业对某些补助只能采用一种方法，例如，对一般纳税人增值税即征即退只能采用总额法进行会计处理。

提供物资保障和生活便利
涉税政策及实务解析

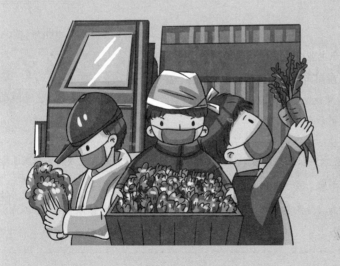

防控疫情提供物资保障和生活便利取得收入的税收优惠政策在增值税方面主要涉及以下两种情形：**一是**对纳税人运输疫情防控重点保障物资取得的收入，免征增值税；**二是**对纳税人提供公共交通运输服务、生活服务，以及为居民提供必需生活物资快递收派服务取得的收入，免征增值税。本篇涉及税收优惠政策覆盖面较广，关注度较高，实践操作中对政策适用范围、发票开具及申报表填写等方面的焦点问题较多，下面我们结合案例进行分析。

📖 政策规定

▶▶▶ 《财政部　税务总局关于支持新型冠状病毒感染的肺炎疫情防控有关税收政策的公告》（财政部　税务总局公告 2020 年第 8 号，以下简称财政部、税务总局公告 2020 年第 8 号文件）规定，自 2020 年 1 月 1 日起（截止日期视疫情情况另行公告）：

1. 对纳税人运输疫情防控重点保障物资取得的收入，免征增值税。

疫情防控重点保障物资的具体范围，由国家发展改革委、工业和信息化部确定。

2. 对纳税人提供公共交通运输服务、生活服务，以及为居民提供必需生活物资快递收派服务取得的收入，免征增值税。

公共交通运输服务的具体范围，按照《营业税改征增值税试点有关事项的规定》（财税〔2016〕36号印发）执行。

生活服务、快递收派服务的具体范围，按照《销售服务、无形资产、不动产注释》（财税〔2016〕36号印发）执行。

📟 **实务解析**

（一）纳税人运输疫情防控重点保障物资取得的收入免征增值税

1. 纳税人适用范围。

财政部、税务总局公告2020年第8号文件没有对纳税人进行限制，因此纳税人适用范围包括一般纳税人和小规模纳税人；同时公告也没有对其纳税信用级别进行限制。

2. 疫情防控重点保障物资的范围。

疫情防控重点保障物资的具体范围，由国家发展改革委、工业和信息化部确定。疫情防控重点保障物资的具体范围将视疫情防控需要予以动态调整，后续如有调整，以国家发展改革委、工业和信息化部更新公布为准。

（1）2020年2月14日，工业和信息化部公布《疫情防控重点保障物资（医疗应急）清单》（见表2-1）。该清单将视疫情防控需要进行动态调整。

表 2-1 疫情防控重点保障物资（医疗应急）清单

序号	一级分类	二级分类	物资清单
1	一、药品	（一）一般治疗及重型、危重型病例治疗药品	α－干扰素、洛匹那韦利托那韦片（盒）、抗菌药物、甲泼尼龙、糖皮质激素等经卫生健康、药监部门依程序确认治疗有效的药品和疫苗（以国家卫健委新型冠状病毒感染的肺炎诊疗方案为准）
2		（二）中医治疗药品	藿香正气胶囊（丸、水、口服液）、金花清感颗粒、连花清瘟胶囊（颗粒）、疏风解毒胶囊（颗粒）、防风通圣丸（颗粒）、喜炎平注射剂、血必净注射剂、参附注射液、生脉注射液、苏合香丸、安宫牛黄丸等中成药（以国家卫健委新型冠状病毒感染的肺炎诊疗方案为准）。苍术、陈皮、厚朴、藿香、草果、生麻黄、羌活、生姜、槟榔、杏仁、生石膏、瓜蒌、生大黄、葶苈子、桃仁、人参、黑顺片、山茱萸、法半夏、党参、炙黄芪、茯苓、砂仁等中药饮片（以国家卫健委新型冠状病毒感染的肺炎诊疗方案为准）
3	二、试剂	（一）检验检测用品	新型冠状病毒检测试剂盒等
4	三、消杀用品及其主要原料、包装材料	（一）消杀用品	医用酒精、84 消毒液、过氧乙酸消毒液、过氧化氢（3%）消毒液、含氯泡腾片、免洗手消毒液、速干手消毒剂等
5		（二）消杀用品主要原料	次氯酸钠、双氧水、95% 食品级酒精等
6		（三）消杀用品包装材料	挤压泵、塑料瓶（桶）、玻璃瓶（桶）、纸箱、标签等

序号	一级分类	二级分类	物资清单
7	四、防护用品及其主要原料、生产设备	（一）防护用品	医用防护口罩、医用外科口罩、医用防护服、负压防护头罩、医用靴套、医用全面型呼吸防护机（器）、医用隔离眼罩/医用隔离面罩、一次性乳胶手套、手术服（衣）、隔离衣、一次性工作帽、一次性医用帽（病人用）等
8		（二）防护用品主要原料	覆膜纺粘布、透气膜、熔喷无纺布、隔离眼罩及面罩用PET/PC防雾卷材以及片材、密封条、拉链、抗静电剂以及其他生产医用防护服、医用口罩等的重要原材料
9		（三）防护用品生产设备	防护服压条机、口罩机等
10	五、专用车辆、装备、仪器及关键元器件	（一）车辆装备	负压救护车及其他类型救护车、专用作业车辆；负压隔离舱、可快速展开的负压隔离病房、负压隔离帐篷系统；车载负压系统、正压智能防护系统；CT、便携式DR、心电图机、彩超超声仪等，电子喉镜、纤支镜等；呼吸机、监护仪、除颤仪、高流量呼吸湿化治疗仪、医用电动病床；血色分析仪、PCR仪、ACT检测仪等；注射泵、输液泵、人工心肺（ECMO）、CRRT等
11		（二）消杀装备	背负式充电超低容量喷雾机、背负式充电超低容量喷雾器、过氧化氢消毒机、等离子空气消毒机、终末空气消毒机等
12		（三）电子仪器仪表	全自动红外体温监测仪、门式体温监测仪、手持式红外测温仪等红外体温检测设备及其他智能监测检测系统
13		（四）关键元器件	黑体、温度传感器、传感器芯片、显示面板、阻容元件、探测器、电接插元件、锂电池、印制电路板等
14	六、生产上述医用物资的重要设备		

（2）2020年2月28日，《国家发展改革委办公厅关于提供疫情防控重点保障物资具体范围的函》（发改办财金〔2020〕145号）确定了疫情防控重点保障物资中生活物资和部分医疗应急物资的具体范围清单（该清单将视疫情防控需要予以动态调整），具体内容如表2-2所示：

表2-2　生活物资和部分医疗应急物资的具体范围清单

类别	范围
医疗应急物资	应对疫情使用的医用防护服、隔离服、隔离面罩、医用及具有防护作用的民用口罩、医用护目镜、新型冠状病毒检测试剂盒、负压救护车、消毒机、消杀用品、红外测温仪、智能监测检测系统、相关医疗器械、酒精和药品等重要医用物资
	生产上述物资所需的重要原辅材料、重要设备和相关配套设备
	为应对疫情提供相关信息的通信设备
生活物资	帐篷、棉被、棉大衣、折叠床等救灾物资
	疫情防控期间市场需要重点保供的粮食、食用油、食盐、糖，以及蔬菜、肉蛋奶、水产品等"菜篮子"产品，方便和速冻食品等重要生活必需品
	蔬菜种苗、仔畜雏禽及种畜禽、水产种苗、饲料、化肥、种子、农药等农用物资

3. 交通运输服务的含义。

交通运输服务，是指利用运输工具将货物或者旅客送达目的地，使其空间位置得到转移的业务活动。包括陆路运输服务、水路运输服务、航空运输服务和管道运输服务。

【例2-1】航运企业运送疫情防控重点保障物资，取得的水路运输服务收入是否免征增值税？

某公司是一家航运企业，近期安排货船将医用手套、防护服等医疗防控物资运至武汉周边，其运送的货物属于国家发展改革委、工业和信息化部确定的疫情防控重点保障物资范围，其相应取得的水路运输服务收入，可按照规定享受免征增值税优惠。

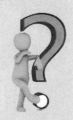

【例2-2】网络平台道路货运经营企业提供无车承运业务承运疫情防控重点保障物资，取得的货物运输服务收入是否免征增值税？

某公司是一家网络平台道路货运经营企业，通过互联网平台从事无车承运业务。疫情发生以来，公司在全国范围内紧急调配运力，优先保障防护用品等急需防护物资运输，分批将医用酒精、84消毒液、过氧乙酸消毒液等发往湖北等地。

《销售服务、无形资产、不动产注释》（财税〔2016〕36号印发）规定，无运输工具承运业务，按照交通运输服务缴纳增值税。无运输工具承运业务，是指经营者以承运人身份与托运人签订运输服务合同，收取运费并承担承运人责任，然后委托实际承运人完成运输服务的经营活动。

根据上述文件规定，公司提供的无运输工具承运业务，且承运的货物属于国家发展改革委、工业和信息化部确定的疫情防控重点保障物资，则相应取得的货物运输服务收入，可按照规定享受免征增值税优惠。

【例2-3】航空运输企业的航班，除提供旅客运输服务外，一部分舱位用来运输疫情防控重点保障物资，取得的收入是否免征增值税？

某航空运输企业，为应对疫情防控，近期执飞的航班除提

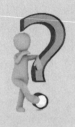

供旅客运输外，飞机腹舱一部分舱位用来运输医疗药品、新型冠状病毒检测试剂盒、红外测温仪、智能监测检测系统等疫情防控重点保障物资，则享受运输疫情防控重点保障物资免征增值税优惠。需要提醒的是，公司同时提供的旅客运输，应按现行规定计算缴纳增值税，且需要和运输疫情防控重点保障物资收入分开核算，否则不能享受免征增值税优惠。

4.免税申报。

享受运输疫情防控重点保障物资免征增值税政策，可自主进行增值税免税申报，无需办理有关免税备案手续。

要点提示：

纳税人应将运输单据等相关证明材料留存备查；

单据等相关证明材料需要有接受方确认的信息和运输货物的明细等相关信息。

5.免征增值税与不征收增值税项目区别。

《营业税改征增值税试点有关事项的规定》（财税〔2016〕36号印发）第一条第二款规定，根据国家指令无偿提供的铁路运输服务、航空运输服务，属于《营业税改征增值税试点实施办法》（财税〔2016〕36号印发）第十四条规定的用于公益事业的服务，属于不征收增值税项目。

【例2-4】保险公司直接捐赠给疫情防治任务医院的团体医疗伤害保险（保险是给医护人员的），可以享受免征增值税优惠吗？

按照《营业税改征增值税试点实施办法》（财税〔2016〕36号印发）规定，纳税人向其他单位或者个人无偿提供服务，用于公益事业或者以社会公众为对象的，不属于视同销售服务，不征收增值税。

保险公司向承担疫情防治的医院无偿提供保险服务，不属于财政部、税务总局公告2020年第9号文件规定的货物捐赠范畴，但可以按照《营业税改征增值税试点实施办法》规定，对其用于公益事业或者以社会公众为对象的无偿提供服务，不视同销售征收增值税。

实践中，免征增值税和不征收增值税项目的区别：

（1）发票的开具。

免征增值税项目：纳税人发生应税销售行为适用免税规定的，不得开具增值税专用发票，纳税人开具增值税普通发票、机动车销售统一发票等注明税率或征收率栏次的普通发票时，应当在税率或征收率栏次填写"免税"字样。

不征收增值税项目：纳税人发生不征收增值税项目，如无特殊规定，除《国家税务总局关于增值税发票管理若干事项的公告》（国家税务总局公告2017年第45号）附件《商品和服务税收分类编码表》中规定的12种不征税项目可以开具增值税普通发票，及《财政部 税务总局 海关总署关于深化增值税改革有关政策的公告》（财政部 税务总局 海关总署公告2019年第39号）规定国内旅客运输服务进项税额允许从销项税额中抵扣后，新增的不征税项目"613 代收民航发展基金"外，其他不征收增值税项目不开具发票。

要点提示：

 实践中，在增值税发票管理新系统"商品编码——税务编码"栏目，可以看到属于"未发生销售行为的不征税项目"。深化增值税改革系列政策出台后，目前已经有 13 项（见表2-3）。

表2-3　未发生销售行为的不征税项目

序　号	项　目
1	601：预付卡销售和充值
2	602：销售自行开发的房地产项目预收款
3	603：已申报缴纳营业税未开票补开票
4	604：代收印花税
5	605：代收车船使用税
6	606：融资性售后回租承租方出售资产
7	607：资产重组涉及的不动产
8	608：资产重组涉及的土地使用权
9	609：代理进口免税货物货款
10	610：有奖发票资金支付
11	611：不征税自来水
12	612：建筑服务预收款
13	613：代收民航发展基金

（2）进项税额抵扣。

免征增值税项目： 用于简易计税方法计税项目、免征增值税项目、集体福利或者个人消费的购进货物、劳务、服务、无形资产和不动产的进项税额不得从销项税额中抵扣。

不征收增值税项目： 用于不征收增值税项目的购进货物、劳务、服务、无形资产和不动产的进项税额可以按规定从销项税额中抵扣。

（3）纳税申报。

免征增值税项目： 免征增值税项目（除享受增值税小微优惠及未达起征点优惠政策）在办理增值税纳税申报时，应当填写增值税纳税申报表及《增值税减免税申报明细表》相应栏次。

【提醒】享受增值税小微优惠及未达起征点优惠政策，只填写增值税纳税申报表，不填写《增值税减免税申报明细表》。

不征收增值税项目： 不征增值税项目不需要填写增值税纳税申报表。

（二）纳税人提供公共交通运输服务、生活服务及快递收派服务取得的收入免征增值税

1.纳税人适用范围。

财政部、税务总局公告 2020 年第 8 号文件没有对纳税人进行限制，因此纳税人适用范围包括一般纳税人和小规模纳税人；同时公告也没有对其纳税信用级别进行限制。

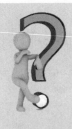

【例2-5】属于小规模纳税人的快递公司疫情期间为居民提供必需生活物资快递收派服务，取得的收入月销售额超过10万元是否免征增值税？

某快递公司（小规模纳税人），2020年1月前月销售额一直不足10万元，享受小微企业免征增值税政策。受新冠肺炎疫情影响，居民网购量大增，2020年1-2月销售额已超过30万元。

为居民提供必需生活物资快递收派服务取得的收入，是指为居民个人快递货物提供的收派服务取得的收入。因此，该公司1-2月取得的上述收派服务收入，无论其月销售额是否超过10万元（1季度销售额是否超过30万元），均可以按有关规定享受免征增值税优惠。

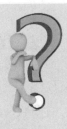

【例2-6】属于一般纳税人的快递公司疫情期间为居民提供必需生活物资快递收派服务，取得的收入是否免征增值税？

某快递公司（一般纳税人），最近受新冠肺炎疫情影响，居民网购量大增，1月销售额为30万元，假设该月收入全部是为居民提供的提供必需生活物资快递收派服务，无其他收入。则该公司2020年1月取得的上述收派服务收入，可以按有关规定享受免征增值税优惠。

2.公共交通运输服务范围。

公共交通运输服务，包括轮客渡、公交客运、地铁、城市轻轨、出租车、长途客运、班车。

班车，是指按固定路线、固定时间运营并在固定站点停靠的运送旅客的陆路运输服务。

【例2-7】长途汽车公司疫情期间被市政府包车接农民工返岗复工，取得的长途客运收入是否免征增值税？

某公司是一家长途汽车公司，为支持企业复产、复工，公司被市政府包车，直接到农村接农民工返岗复工，其取得的长途客运收入可以按财政部、税务总局公告2020年第8号文件规定享受免征增值税优惠。

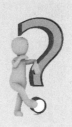

【例2-8】公交公司疫情期间为客户单位提供上下班的班车服务，取得的收入是否免征增值税？

某公司是一家公交公司，除提供公交客运服务外，还为客户单位提供上下班的班车服务。公交客运、班车属于公共交通运输服务的范围。该公司提供公交客运、班车服务取得的收入，均可以按财政部、税务总局公告2020年第8号文件规定享受上述免征增值税优惠。

3. 生活服务的具体范围。

生活服务，是指为满足城乡居民日常生活需求提供的各类服务活动。包括文化体育服务、教育医疗服务、旅游娱乐服务、餐饮住宿服务、居民日常服务和其他生活服务。

（1）文化体育服务。

文化体育服务，包括文化服务和体育服务。具体内容见表2-4。

表 2-4　文化体育服务的范围

项目	定义	范围
文化服务	是指为满足社会公众文化生活需求提供的各种服务	文艺创作、文艺表演、文化比赛，图书馆的图书和资料借阅，档案馆的档案管理，文物及非物质遗产保护，组织举办宗教活动、科技活动、文化活动，提供游览场所
体育服务	是指组织举办体育比赛、体育表演、体育活动，以及提供体育训练、体育指导、体育管理的业务活动	

《财政部　国家税务总局关于明确金融、房地产开发、教育辅助服务等增值税政策的通知》（财税〔2016〕140 号）规定，纳税人在游览场所经营索道、摆渡车、电瓶车、游船等取得的收入，按照"文化体育服务"缴纳增值税。

（2）教育医疗服务。

教育医疗服务，包括教育服务和医疗服务。具体内容见表 2-5。

表 2-5　教育医疗服务的范围

项目	定义	范围
教育服务	是指提供学历教育服务、非学历教育服务、教育辅助服务的业务活动	学历教育服务，是指根据教育行政管理部门确定或者认可的招生和教学计划组织教学，并颁发相应学历证书的业务活动。包括初等教育、初级中等教育、高级中等教育、高等教育等
		非学历教育服务，包括学前教育、各类培训、演讲、讲座、报告会等
		教育辅助服务，包括教育测评、考试、招生等服务

项目	定义	范围
医疗服务	是指提供医学检查、诊断、治疗、康复、预防、保健、接生、计划生育、防疫服务等方面的服务，以及与这些服务有关的提供药品、医用材料器具、救护车、病房住宿和伙食的业务	

（3）旅游娱乐服务。

旅游娱乐服务，包括旅游服务和娱乐服务。具体内容见表2-6。

表2-6　旅游娱乐服务的范围

项目	定义	范围
旅游服务	是指根据旅游者的要求，组织安排交通、游览、住宿、餐饮、购物、文娱、商务等服务的业务活动	
娱乐服务	是指为娱乐活动同时提供场所和服务的业务	歌厅、舞厅、夜总会、酒吧、台球、高尔夫球、保龄球、游艺（包括射击、狩猎、跑马、游戏机、蹦极、卡丁车、热气球、动力伞、射箭、飞镖）

（4）餐饮住宿服务。

餐饮住宿服务，包括餐饮服务和住宿服务。

① 餐饮服务，是指通过同时提供饮食和饮食场所的方式为消费者提供饮食消费服务的业务活动。

《财政部　国家税务总局关于明确金融、房地产开发、教育辅助服务等增值税政策的通知》（财税〔2016〕140号）规定，提供餐饮服务的纳税人销售的外卖食品，按照"餐饮服务"缴纳增值税。

《国家税务总局关于国内旅客运输服务进项税抵扣等增值税征管问题的公告》（国家税务总局公告2019年第31号）规定，纳税人现场制作食品并直接销售给消费者，按照"餐饮服务"缴纳增值税。

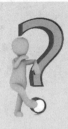

【例2-9】餐饮企业疫情期间为社区医务人员、医疗机构提供免费餐食，以优惠价格为百姓提供"爱心餐"服务，取得的收入是否免征增值税？

武汉市某餐饮企业，疫情发生后，为社区医务人员和方舱医院免费提供餐食，此外，还以优惠价格为百姓提供"爱心餐"服务。

财政部、税务总局公告2020年第8号文件第五条规定，对纳税人提供生活服务取得的收入，免征增值税。生活服务的具体范围，按照《销售服务、无形资产、不动产注释》（财税〔2016〕36号印发）执行。

餐饮服务属于生活服务的范围。因此，该公司向百姓提供的餐饮服务，可按规定享受上述免征增值税优惠。此外，该公司在疫情期间向医务人员和方舱医院免费提供餐食，属于无偿提供餐饮服务用于公益事业或者以社会公众为对象，无需视同销售缴纳增值税。

②住宿服务，是指提供住宿场所及配套服务等的活动。包括宾馆、旅馆、旅社、度假村和其他经营性住宿场所提供的住宿服务。

《国家税务总局关于在境外提供建筑服务等有关问题的公告》（国家税务总局公告2016年第69号）规定，纳税人以长（短）租形式出租酒店式公寓并提供配套服务的，按照"住宿服务"缴纳增值税。

【例2-10】酒店按照政府安排专门接待疫区滞留旅客，取得的住宿服务收入是否免征增值税？

疫情期间，某酒店按照当地政府的安排，专门接待疫区滞留旅客，对滞留旅客提供住宿服务。

财政部、税务总局公告2020年第8号文件第五条规定，对纳税人提供生活服务取得的收入，免征增值税。生活服务的具体范围，按照《销售服务、无形资产、不动产注释》（财税〔2016〕36号印发）规定执行。住宿服务属于生活服务范围，该酒店为疫区滞留旅客提供的住宿服务，可以按照规定享受上述免征增值税优惠。

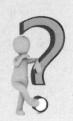

（5）居民日常服务。

居民日常服务，是指主要为满足居民个人及其家庭日常生活需求提供的服务，包括市容市政管理、家政、婚庆、养老、殡葬、照料和护理、救助救济、美容美发、按摩、桑拿、氧吧、足疗、沐浴、洗染、摄影扩印等服务。

（6）其他生活服务。

其他生活服务，是指除文化体育服务、教育医疗服务、旅游娱乐服务、餐饮住宿服务和居民日常服务之外的生活服务。

【例2-11】培训教育机构疫情期间提供培训等非学历教育服务取得的培训收入是否免征增值税？

某幼儿培训教育机构，在全国各地有几十家实体店，其提供培训等非学历教育服务属于生活服务的范围，2020年1月1日以后取得的培训收入（如2020年3月预收培训费开具增值税发票，增值税纳税义务已经发生）可以按规定享受上述免征增值税优惠。

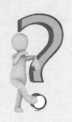

4. 快递收派服务。

为居民提供必需生活物资快递收派服务取得的收入，是指为居民个人快递货物提供的收派服务取得的收入。其中，必需生活物资没有具体范围，但是直接付款方应为居民个人。

快递收派服务，包括收派服务、收件服务、分拣服务、派送服务。具体内容见表2-7。

表2-7　快递收派服务的范围

项目	定义
收派服务	是指接受寄件人委托，在承诺的时限内完成函件和包裹的收件、分拣、派送服务的业务活动
收件服务	是指从寄件人收取函件和包裹，并运送到服务提供方同城的集散中心的业务活动
分拣服务	是指服务提供方在其集散中心对函件和包裹进行归类、分发的业务活动
派送服务	是指服务提供方从其集散中心将函件和包裹送达同城的收件人的业务活动

（三）免征增值税的关键点

1. 判断是否享受增值税疫情政策中免征增值税政策，关键看提供的服务是否属于"疫情防控重点保障物资的运输服务、公共交通运输服务、生活服务和为居民提供必需生活物资快递收派服务"范围。

【例2-12】美容美发机构疫情期间为社区居民提供理发服务，取得收入是否免征增值税？

疫情发生以后，社区组织某美发店在严格消毒、测量体温后，在户外指定地点以优惠价格为社区居民理发取得理发收入。按照《销售服务、无形资产、不动产注释》(财税〔2016〕36号印发)规定，美发所属的居民日常服务，属于生活服务的范围。该美发店向社区居民提供理发服务取得的收入，可按规定享受增值税疫情政策中免征增值税政策。

【例2-13】企业提供的物业服务，是否免征增值税？

疫情发生以后，某企业提供物业服务取得收入。按照《销售服务、无形资产、不动产注释》(财税〔2016〕36号印发)规定，物业管理服务属于现代服务中的商务辅助服务项下企业管理服务的一种，不属于免征增值税范围。

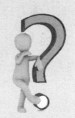

【例2-14】企业疫情期间提供不动产租赁取得收入是否免征增值税？

疫情期间企业提供的出租房屋，取得租赁收入。按照《销售服务、无形资产、不动产注释》(财税〔2016〕36号印发)规定，不动产租赁属于现代服务中的租赁服务，不属于免征增值税范围。

2.财政部、税务总局公告2020年第8号文件规定的满足条件的应税收入免征增值税，不是针对纳税人，而是针对纳税人提供的服务来判断是否免增值税。

【例2-15】酒店企业疫情期间提供不动产租赁服务和住宿服务，取得的收入是否免征增值税？

某酒店企业，其疫情期间提供不动产租赁服务，不属于提供生活服务，需要按规定缴纳增值税；其疫情期间提供的住宿服务，属于提供生活服务，可以按规定享受免征增值税。

3. 纳税人享受财政部、税务总局公告 2020 年第 8 号文件规定免征增值税政策，可自主进行增值税免税申报，无需办理有关免税备案手续，但应将相关证明材料留存备查。在办理增值税纳税申报时，应当填写增值税纳税申报表及《增值税减免税申报明细表》相应栏次。

4. 纳税人按有关规定享受免征增值税优惠的收入，相应免征城市维护建设税、教育费附加、地方教育附加。

5. 与享受防控疫情企业所得税优惠政策的困难行业企业的区别。

防控疫情企业所得税优惠政策：受疫情影响较大的困难行业企业 2020 年度发生的亏损，最长结转年限由 5 年延长至 8 年。困难行业企业，包括交通运输、餐饮、住宿、旅游（指旅行社及相关服务、游览景区管理两类）四大类，具体判断标准按照现行《国民经济行业分类》执行。困难行业企业 2020 年度主营业务收入须占收入总额（剔除不征税收入和投资收益）的 50% 以上。

企业所得税上述疫情政策是按照《国民经济行业分类》标准分类，增值税疫情政策中免征增值税是按照《销售服务、无形资产、不动产注释》（财税〔2016〕36 号印发）的具体范围。

【举例说明】航空公司属于《国民经济行业分类》交通运输行业，其 2020 年度主营业务收入须占收入总额（剔除不征税收入和投资收益）的 50% 以上，属于困难行业企业，可以享受"企业 2020 年度发生的亏损最长结转年限由 5 年延长至 8 年"政策，但是航空公司提供的航空旅客运输（指以旅客运输为主的航空运输活动）不属于增值税疫情政策中免征增值税的范围。

----

6. 免税政策的选择。

《营业税改征增值税试点实施办法》（财税〔2016〕36号印发）第四十八条规定，纳税人发生应税行为适用免税、减税规定的，可以放弃免税、减税，依照规定缴纳增值税。放弃免税、减税后，36个月内不得再申请免税、减税。

纳税人发生应税行为同时适用免税和零税率规定的，纳税人可以选择适用免税或者零税率。

根据上述文件规定，企业不能针对某项服务收入一部分享受免征增值税，一部分正常缴纳增值税。适用财政部、税务总局公告2020年第8号文件规定的免税政策，但在公告发布前已经开具增值税专用发票且无法收回作废或红冲处理，应按规定应缴纳增值税，其他符合免税条件的收入部分仍可按规定享受免税；公告发布之后，对适用免税政策的收入如果选择免税，则不允许对同一应税行为一部分开具专用发票交税，一部分享受免税政策处理。

- -

【举例说明】某酒店企业（一般纳税人）2020年3月提供住宿服务，不能部分住宿服务按适用税率开具增值税专用发票，部分住宿服务开具税率或征收率栏次填写"免税"的增值税普通发票，如果该酒店部分住宿服务按适用税率开具增值税专用发票，那么该企业就选择放弃免税，其提供住宿服务都要按照适用税率缴纳增值税。

再如，一家综合型酒店，兼营住宿和餐饮业务，考虑到酒店的实际经营模式，可以选择享受餐饮服务免征增值税优惠，同时放弃享受住宿服务免征增值税，但是一经放弃享受住宿服务免征增值税，36个月内不得再就住宿服务申请免征增值税。

- -

实践中，建议纳税人在明显位置展示税收政策和开票提示，如某酒店开票须知如下：

开票须知

（供参考）

尊敬的客户：

您好！

根据《财政部　税务总局关于支持新型冠状病毒感染的肺炎疫情防控有关税收政策的公告》（财政部　税务总局公告2020年第8号）和《国家税务总局关于支持新型冠状病毒感染的肺炎疫情防控有关税收征收管理事项的公告》（国家税务总局公告2020年第4号）等文件规定，自2020年1月1日起（截止日期视疫情情况另行公告），住宿服务等生活服务免征增值税，适用免征增值税政策的，不得开具增值税专用发票，且税率或征收率栏次填写"免税"字样。希望理解和支持。

×××××酒店

2020年×月×日

（四）进项税额抵扣

根据《增值税暂行条例》及其实施细则、《财政部 国家税务总局关于全面推开营业税改征增值税试点的通知》（财税〔2016〕36号）和《财政部 税务总局关于租入固定资产进项税额抵扣等增值税政策的通知》（财税〔2017〕90号）规定，用于简易计税方法计税项目、免征增值税项目、集体福利或者个人消费的购进货物、劳务、服务、无形资产和不动产的进项税额不得从销项税额中抵扣，其中购入固定资产、无形资产、不动产和租入固定资产、不动产，既用于一般计税方法计税项目，又用于简易计税方法计税项目、免征增值税项目、集体福利或者个人消费的，其进项税额准予从销项税额中全额抵扣。

适用一般计税方法的纳税人，兼营简易计税方法计税项目、免征增值税项目而无法划分不得抵扣的进项税额，按照下列公式计算不得抵扣的进项税额：

不得抵扣的进项税额＝当期无法划分的全部进项税额×（当期简易计税方法计税项目销售额＋免征增值税项目销售额）÷当期全部销售额

另当期无法划分的全部进项税额不包括购进其他权益性无形资产产生的进项税额，增值税一般纳税人购进其他权益性无形资产，只要取得合规的抵扣凭证，就可全额抵扣进项税额，当期没有销项税额，可作为进项税额留抵。

纳税人购进贷款服务、餐饮服务、居民日常服务和娱乐服务产生的进项税额不得抵扣。进项税额能否抵扣可按照图2-1进行判断。

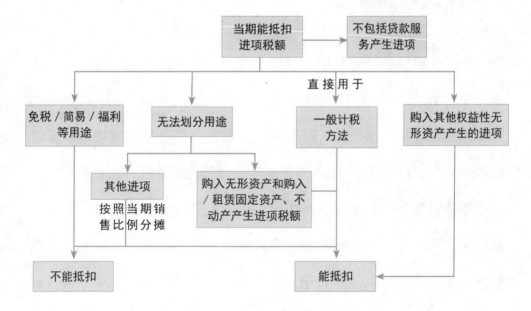

图 2-1　进项税额的抵扣

要点提示：

 实践中，纳税人购买原材料等取得增值税专用发票先行申报增值税进项税额，按照免征增值税项目中原材料实际投入使用的数量和金额，在实际投入使用的当期做进项税额转出。

【例2-16】酒店企业（一般纳税人）2020年3月提供餐饮服务、住宿服务、会议服务和销售货物服务，如何缴纳增值税？

某酒店企业为一般纳税人，2020年3月提供餐饮服务、住宿服务、会议服务和销售货物服务，其中餐饮服务和住宿服务的销售额53万元，免征增值税，另会议服务收取价款1.06万元选择适用一般计税方法，销售货物的收取价款0.565万元选择适用一般计税方法，不考虑其他情况，2020年3月取得以下进项税额，都按规定取得增值税专用发票等抵扣凭证：

1. 购买矿泉水支付不含税价款1万元，形成进项税额0.13万元，用于住宿服务和会议服务，其中提供住宿服务领用矿泉水 0.4 万元，提供会议服务领用矿泉水 0.1 万元；

2. 购买方便面等小商品支付不含税价款 3 万元，形成进项税额 0.39 万元，用于住宿服务和会议服务，其中用于住宿服务且未单独收费的方便面等小商品 1 万元；

3. 缴纳当月电费产生进项税额 1 万元和水费产生进项税额 0.4 万元；

4. 支付房租 21 万元（征收率 5%）；

5. 人力资源部购买电脑等固定资产支付不含税价款 4 万元，形成进项税额 0.52 万元；

6. 购买农产品和调料等食材产生进项税额 2 万元，其中提供餐饮服务过程中领取农产品和调料等食材其形成的进项税额 1.8 万元。

该酒店企业 2020 年 3 月能抵扣进项税额：

1. 购买矿泉水产生当月可抵扣进项税额：

0.13−0.4×13%=0.078（万元）

2. 购买方便面等小商品当月可抵扣进项税额：

0.39−1×13%=0.26（万元）

3. 缴纳当月电费和水费当月可抵扣进项税额：

（1+0.4）−（1+0.4）×｛53÷[53+1.06÷（1+6%）+0.565÷（1+13%）]｝=0.039(万元)

4. 支付房租当月可抵扣进项税额：

21÷（1+5%）×5%=1（万元）

5. 人力资源部购买电脑等固定资产当月可抵扣进项税额：0.52 万元。

6. 购买并领用农产品和调料等食材当月可抵扣进项税额：

2−1.8=0.2（万元）

2020 年 3 月能抵扣进项税额：

0.078+0.26+0.039+1+0.52+0.2=2.097(万元)

根据规定，2019 年 10 月 1 日至 2021 年 12 月 31 日，允许生活性服务业纳税人按照当期可抵扣进项税额加计 15%，抵减应纳税额，假设该酒店符合相关政策规定，可按照当期可抵扣进项税额加计 15%，

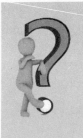

抵减应纳税额，则：

该酒店允许加计抵减额：

2.097×15%=0.3146（万元）

该酒店企业2020年3月应该缴纳的增值税：

1.06÷（1+6%）×6%+0.565÷（1+13%）×13%−2.097

=−1.972（万元），即形成进项税额留抵1.972万元，同时加计抵减额待抵减应纳税额0.3146万元。

需要提醒的是，财政部、税务总局公告2020年第8号文件规定，疫情期间，提供生活服务应税行为免征增值税。纳税人有更多的优惠选择空间和更深的优惠力度，但企业需要根据企业规模及成本费用支出等多方面衡量是否选择免征增值税。对于生活服务业的一般纳税人而言，免征增值税与增值税加计抵减的优惠政策同时存在，不妨通过【例2-16】换一种算法看一下效果，当该企业放弃提供生活服务免征增值税政策时，企业的销项税额为3.125万元［53÷（1+6%）×6%+1.06÷（1+6%）×6%+0.565÷（1+13%）×13%］，进项税额为5.44万元（0.13+0.39+1+0.4+1+0.52+2），可加计抵减0.816万元（5.44×15%），最终企业留抵税额为−2.315万元，同时加计抵减额待抵减应纳税额0.816万元，也就是将来可抵减应纳增值税的合计为3.131万元。可见放弃生活服务免征增值税，企业可以享受更大优惠。尤其是疫情期间，很多生活服务业企业其实进项并未减少，但收入却明显减少，放弃生活服务免征增值税，实际可以享受更多的优惠，因为加计抵减政策是针对生活服务业的全部收入，而免税仅针对的是提供生活服务应税行为而取得的收入。

（五）正常情况发票开具和申报

1.正常情况应开具不同类型的普通发票纳税人按规定享受免征增值税优惠的，不得开具增值税专用发票，但是可以视情况开具不同类型的普通发票（包括电子普通发票）。

需要说明的是，纳税人开具增值税普通发票、机动车销售统一发票等注明税率或征收率栏次的普通发票时，应当在税率或征收率栏次填写"免税"字样，而不是填写"0%"。

2.免征增值税申报。

纳税人享受上述免税增值税政策时，无需额外办理备案或审批程序，纳税人在当期的增值税纳税申报中如实填报有关免税情况，即可享受免税政策。其中：

（1）增值税一般纳税人应在当期《增值税纳税申报表（一般纳税人适用）》的《增值税纳税申报表附列资料（一）》第18栏、第19栏相关列次，填报免税销售额，并在《增值税减免税申报明细表》中选择正确的免税代码，填写相关列次。同时纳税人已申报抵扣的进项税额中属于免税项目对应的进项税额，应按照规定填报在《增值税纳税申报表附列资料（二）》第14栏，作进项税额转出处理。

其中减免税政策代码目录如表2-8所示。

表 2-8　减免税政策代码目录

收入种类	减免政策大类	减免政策小类	减免性质代码	政策名称	优惠条款	减免项目名称
增值税	支持其他各项事业	公益	01120602	财政部 税务总局公告 2020 年第 8 号	第三条	纳税人运输疫情防控重点保障物资取得的收入免征增值税
增值税	支持其他各项事业	公益	01120603	财政部 税务总局公告 2020 年第 8 号	第五条	疫情防控期间，提供公共交通运输服务取得的收入免征增值税
增值税	支持其他各项事业	公益	01120604	财政部 税务总局公告 2020 年第 8 号	第五条	疫情防控期间，提供生活服务取得的收入免征增值税
增值税	支持其他各项事业	公益	01120605	财政部 税务总局公告 2020 年第 8 号	第五条	疫情防控期间，为居民提供必需生活物资快递收派服务取得的收入免征增值税
增值税	支持其他各项事业	公益	01120606	财政部 税务总局公告 2020 年第 9 号	第三条	支持新型冠状病毒感染的肺炎疫情防控有关捐赠免征增值税

【例 2-17】疫情期间一般纳税人提供娱乐服务取得收入免征增值税，如何进行纳税申报？

2020 年 3 月，某一般纳税人提供娱乐服务实现收入 60000 元，开具免税字样的增值税普通发票，按规定享受免征增值税。不考虑其他情况，报表填写：

1. 将 60000 元免税收入分别填入《增值税纳税申报表附列资料（一）》第 19 行第 3、9 列。

2. 将 60000 元免税收入分别填入《增值税减免税申报明细表》

第10行第1、3列；第10行第5列填写免税收入乘以适用税率计算出来的免税额3600元（60000×6%）。

3.将免税收入60000元填入《增值税纳税申报表》主表第8行"本月数"栏次。

（2）增值税小规模纳税人应在当期《增值税纳税申报表（小规模纳税人适用）》第12栏相关列次，填报免税销售额，并在《增值税减免税申报明细表》中选择正确的免税代码，填写相关列次。

【例2-18】小规模纳税人疫情期间取得免税收入，如何进行纳税申报？

某展览馆为小规模纳税人，2020年1-3月，取得第一道门票收入20000元，提供其他文化服务取得收入310000元，开具免税字样的增值税普通发票，按规定享受免征增值税。不考虑其他情况，《增值税纳税申报表（小规模纳税人适用）》填写：

第12栏"其他免税销售额"应填入330000元。

第9栏"免税销售额"应填入第10栏"小微企业免税销售额"+第11栏"未达起征点销售额"+第12栏"其他免税销售额"=0+0+330000=330000元。

第17栏"本期免税额"应填入第9栏"免税销售额"×征收率=330000×3%=9900元。

（六）疫情期间发票开具和纳税申报

纳税人按有关规定适用免征增值税政策的，不得开具增值税专用发票；已开具增值税专用发票的，应当开具对应红字发票或者作废原发票，再按规定适用免征增值税政策并开具普通发票，重新开具普通发票应当在税率或征收率栏次填写"免税"字样。

同时，国家税务总局明确，在疫情防控期间，部分纳税人在开具红字增值税专用发票时，可能会遇到与接受发票方沟通不便而未能及时开具的特殊情况，纳税人可以先适用免征增值税政策，对应红字发票应当于相关免征增值税政策执行到期后1个月内完成开具。

1. 2020年1月已开具增值税普通发票的处理。

纳税人按有关规定可以适用疫情免征增值税政策的，2020年1月已开具税率或征收率栏次不是"免税"字样的增值税普通发票（包括电子普通发票），包括填写"0%"的不同类型的增值税普通发票，不需要"开具对应红字发票后重新开具普通发票"，可以按规定享受免征增值税政策。

根据《国家税务总局关于支持新型冠状病毒感染的肺炎疫情防控有关税收征收管理事项的公告》（国家税务总局公告2020年第4号）第四条规定，在公告发布前，纳税人已将适用免税政策的销售额、销售数量，按照征税销售额、销售数量进行增值税纳税申报的，可以选择更正当期申报或者在下期申报时调整。上述已征的应予免征的增值税税款，可予以退还或者抵减纳税人以后应缴纳的增值税税款。

（1）选择更正当期申报。

纳税人若选择更正当期申报，则可对2020年1月属期增值税纳税申报表进行更正申报：

①增值税一般纳税人将当期应适用免税政策的销售额等项目填入增值税纳税申报表免税栏次和《增值税减免税申报明细表》对应栏次。

【例2-19】增值税一般纳税人运输疫情防控重点保障物资取得的收入，已开具了非免税字样的增值税普通发票，如何更正当期申报？

A公司为一般纳税人，运输疫情防控重点保障物资取得的收入，2020年1月销售额100万元，销项税额9万元，开具了非免税字样的增值税普通发票，按照规定享受免征增值税政策，不考虑其他情形，纳税人若选择更正当期申报，如何申报？

1. 在《增值税纳税申报表附列资料(一)》第4行"开具其他发票"栏次填报销售额100万元和销项税额9万元，在"未开具发票"栏次填报负数销售额100万元和负数销项税额9万元，同时在增值税纳税申报表第19行第3列填报销售额109万元。

2. 将109万元免税收入分别填入《增值税减免税申报明细表》第10行1、3列；第10行第5列填写免税收入乘以适用税率计算出来的免税额9.81万元（109×9%）。

3. 将109万元免税收入填入《增值税纳税申报表（一般纳税人适用）》第8行，本期应补（退）税额为0元。

② 增值税小规模纳税人应在当期《增值税纳税申报表（小规模纳税人适用）》第12栏相关列次，填报免税销售额，并在《增值税减免税申报明细表》中选择正确的免税代码，填写相关列次。

【例2-20】增值税小规模纳税人运输疫情防控重点保障物资取得的收入，已开具了非免税字样的增值税普通发票，如何更正当期申报？

B公司为小规模纳税人，运输疫情防控重点保障物资取得的收入，2020年1月含税销售额51.5万元，开具非免税字样的增值税

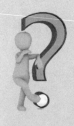 普通发票，按照规定享受免征增值税政策，纳税人若选择更正当期申报，如何申报？

1. 将开具普通发票的不含税销售额 50 万元填写在《增值税纳税申报表（小规模纳税人适用）》第 3 行次"税控器具开具的普通发票不含税销售额"，在第 12 行次"其他免税销售额"栏次填写 51.5 万元。

2. 将 51.5 万元免税收入分别填入《增值税减免税申报明细表》第 10 行 1、3 列；第 10 行第 5 列填写免税收入乘以适用税率计算出来的免税额 1.545 万元（51.5×3%）。

（2）选择在下期申报时调整。

纳税人若选择在下期申报时调整，则可在办理 2020 年 2 月属期增值税纳税申报时：

① 增值税一般纳税人在《增值税纳税申报表附列资料（一）》征税项目"开具其他发票"栏次或"未开具发票"栏次填报负数销售额和销项税额、在增值税纳税申报表免税栏次和《增值税减免税申报明细表》对应栏次填报免税销售额等项目。

【例 2-21】增值税一般纳税人运输疫情防控重点保障物资取得的收入，已开具了非免税字样的增值税普通发票，在下次申报时如何调整？

A 公司为一般纳税人，运输疫情防控重点保障物资取得的收入，2020 年 1 月销售额 100 万元，销项税额 9 万元，开具了非免税字样的增值税普通发票，纳税人在 1 月未及时享受免税，假设 A 公司 2 月未取得收入，不考虑其他情形，A 公司若选择在 2 月属期申报时调整，如何申报？

2020 年 1 月属期：

1.在《增值税纳税申报表附列资料(一)》第4行"开具其他发票"栏次填报销售额100万元和销项税额9万元。

2.《增值税纳税申报表(一般纳税人适用)》第1行"按适用税率计税销售额"填写100万元,第11行"本期销项税额"填写9万元,其他栏次按表间逻辑关系自动计算,最终本期应补(退)税额为9万元。

2020年2月属期:

1.在《增值税纳税申报表附列资料(一)》征税项目"未开具发票"栏次填报负数销售额100万元和负数销项税额9万元,同时在增值税纳税申报表第19行第5列填报销售额109万元。

2.将109万元免税收入分别填入《增值税减免税申报明细表》第10行1、3列;第10行第5列填写免税收入乘以适用税率计算出来的免税额9.81万元(109×9%)。

3.《增值税纳税申报表(一般纳税人适用)》第1行"按适用税率计税销售额"填写–100万元,第11行"本期销项税额"填写–9万元,其他栏次按表间逻辑关系自动计算,最终本期应补(退)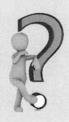税额为–9万元,企业可申请多缴税款的退税。

要点提示:

 申请多缴退还增值税的同时,应一并申请退还附加税费,如未同步退还附加税费,在3月属期计算附加税费的计税基数时,需要剔除已退还的增值税税额,避免多交附加税费。

② 增值税小规模纳税人应在当期《增值税纳税申报表(小规模纳税人适用)》第1、3、4、6栏次填报负数销售额,第12栏相关列次填报免税销售额,并在《增值税减免税申报明细表》中选择正确的免税代码,填写相关列次。

填写申报表时，2020年1月已开具增值税普通发票，适用免税政策的销售额为开具增值税普通发票的"销售额和税额"之和。

2. 2020年1月已开具增值税专用发票的处理。

按有关规定可以适用疫情免征增值税政策的纳税人，在2020年1月已经开具增值税专用发票，应当及时开具对应红字发票或作废原发票，再按规定重新开具普通发票适用免征增值税政策。同时，政策明确，在疫情防控期间，部分纳税人在开具红字增值税专用发票时，可能会遇到与接受发票方沟通不便而未能及时开具的特殊情况，纳税人可以先适用免征增值税政策，对应红字发票应当于相关免征增值税政策执行到期后1个月内完成开具。

要点提示：

与接受发票方沟通，实践中，如接受发票方要求开票方降价才配合时，需要斟酌开具对应红字发票是否合适。

【举例说明】某酒店企业（一般纳税人）开具住宿费专用发票5.3万元，接受发票方提出，配合开具红字发票，只付"不含税"价款5万元，则开具增值税普通发票5万元。对于酒店企业来说，开具住宿增值税专用发票收总价款5.3万元，开具住宿费免征增值税普通发票收总价款5万元，对于其来说，增值税的"销项"税负一样，反而因为享受住宿费免征增值税部分进项税额不能抵扣，整体增值税税负反而有所上升，建议此时不开具对应红字发票，即不享受免征增值税政策。

（1）开具对应红字发票的规定。

① 购买方取得专用发票已用于申报抵扣的，购买方可在增值税发票管理新系统中填开并上传《开具红字增值税专用发票信息表》（以下简称《信息表》），在填开《信息表》时不填写相对应的蓝字专用发票信息，应暂依《信息表》所列增值税税额从当期进项税额中转出，待取得销售方开具的红字专用发票后，与《信息表》一并作为记账凭证。

根据《国家税务总局关于修订〈增值税专用发票使用规定〉的通知》（国税发〔2006〕156 号）第二十五条第一款规定，用于抵扣增值税进项税额的专用发票应经税务机关认证相符（国家税务总局另有规定的除外）。认证相符的专用发票应作为购买方的记账凭证，不得退还销售方。

② 购买方取得专用发票未用于申报抵扣、但发票联或抵扣联无法退回的，购买方填开《信息表》时应填写相对应的蓝字专用发票信息。

③ 销售方开具专用发票尚未交付购买方，以及购买方未用于申报抵扣并将发票联及抵扣联退回的，销售方可在新系统中填开并上传《信息表》。销售方填开《信息表》时应填写相对应的蓝字专用发票信息。

（2）开具对应红字发票的期限为相关免征增值税政策执行到期后 1 个月内，其中免征增值税政策截止日期视疫情情况另行公告。

（3）按规定适用免征增值税政策并开具普通发票，应当在税率或征收率栏次填写"免税"字样。

3.2020 年 1 月已经开具增值税专用发票申报。

（1）若由于购销双方沟通等原因，没有开具对应红字发票，按照正常申报缴纳增值税。

（2）若在2020年2月开具了对应红字发票，并重新开具免税字样普通发票，在办理2020年2月属期增值税纳税申报时，应将红字发票对应的负数销售额和销项税额计入《增值税纳税申报表附列资料（一）》征税项目的"开具增值税专用发票"对应栏次，将普通发票对应的免税销售额等项目计入增值税纳税申报表免税栏次和《增值税减免税申报明细表》对应栏次。

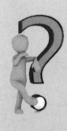

【例2-22】一般纳税人疫情期间取得免税收入，2020年1月开具增值税专用发票，2月又开具对应红字发票，应如何申报？

某酒店企业（一般纳税人）2020年1月开具住宿费专用发票价税合计53000元，2020年2月按规定开具对应红字发票，再按规定适用免征增值税政策并开具普通发票53000元，不考虑其他情况，报表填写：

1. 应将53000元红字发票对应的负数销售额和销项税额计入《增值税纳税申报表附列资料（一）》征税项目的第5行"开具增值税专用发票"第1、2列，同时将53000元免税收入分别填入《增值税纳税申报表附列资料（一）》第19行第3、9列。

2. 将53000元免税收入分别填入《增值税减免税申报明细表》第10行1、3列；第10行第5列填写免税收入乘以适用税率计算出来的免税额3180元（53000×6%）。

（3）若由于购销双方沟通等原因，在2月未能及时开具对应红字发票，根据《国家税务总局关于支持新型冠状病毒感染的肺炎疫情防控有关税收征收管理事项的公告》（国家税务总局公告2020年第4号）

第三条第二款规定，纳税人在疫情防控期间已经开具增值税专用发票，按照公告规定应当开具对应红字发票而未及时开具的，可以先适用免征增值税政策，对应红字发票应当于相关免征增值税政策执行到期后1个月内完成开具。

在办理2020年2月属期增值税纳税申报时，可在《增值税纳税申报表附列资料（一）》征税项目"未开具发票"相关栏次，填报冲减1月增值税专用发票对应的负数销售额和销项税额，在增值税纳税申报表免税栏次和《增值税减免税申报明细表》对应栏次，填报免税销售额等项目。在后期补开增值税红字发票和普通发票后，进行对应属期增值税纳税申报时，红字发票销售额和销项税额、普通发票免税销售额和免税额不应重复计入。

【例2-23】一般纳税人疫情期间取得免税收入，2020年1月开具增值税专用发票，2月未开具对应红字发票，先适用免征增值税政策，在2020年3月开具对应红字发票，应如何申报？

某酒店企业（一般纳税人）2020年1月开具住宿费专用发票价税合计53000元，2020年2月未按规定开具对应红字发票，先适用免征增值税政策，在2020年3月规定开具对应红字发票，并按适用免征增值税政策并开具普通发票，不考虑其他情况，报表填写：

第一步：2020年2月申报表填写

应将53000元红字发票对应的负数销售额和销项税额计入《增值税纳税申报表附列资料（一）》征税项目的第5行"未开具发票"第5、6列，分别填报-50000元、-3000元。

同时将53000元免税收入分别填入《增值税纳税申报表附列资料（一）》第19行第5、9列。

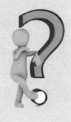

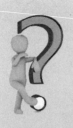将53000元免税收入分别填入《增值税减免税申报明细表》第10行第1、3列；第10行第5列填写免税收入乘以适用税率计算出来的免税额3180元（53000×6%）。

第二步：2020年3月申报表填写

补开增值税红字发票：应将53000元红字发票对应的负数销售额和销项税额计入《增值税纳税申报表附列资料（一）》征税项目的第5行"开具增值税专用发票"第1、2列，同时把上一个月的"未开具发票"相关栏次的负数冲回，即应将−50000元和−3000元填在第5行"开具增值税专用发票"第1、2列，同时将50000元和3000元分别填在第5行"未开具发票"第5、6列。

补开增值税普通发票：将53000元免税收入填入《增值税纳税申报表附列资料（一）》第19行第3列，同时把上一个月第19行第5列"未开具发票"栏次冲回，即应将53000元负数填在第19行第5列，不需要再填报《增值税减免税申报明细表》，因为此笔免税收入已在2月属期申报。

4. 2020年2月已经开具增值税专用发票等不符合规定发票。

2020年2月已经开具增值税专用发票或税率或征收率栏次非"免税"字样的增值税普通发票，若要享受《财政部　税务总局关于支持新型冠状病毒感染的肺炎疫情防控有关税收政策的公告》（财政部　税务总局公告2020年第8号）规定的免征增值税政策，在公告发布前已经开具增值税专用发票且无法收回作废或红冲处理，应按规定应缴纳增值税，税率或征收率栏次非"免税"字样的增值税普通发票等其他符合免税条件的收入部分仍可按规定享受免税；公告发布之后，需按规定开具税率或征收率栏次填写"免税"的普通发票。

公益捐赠涉税政策及实务解析

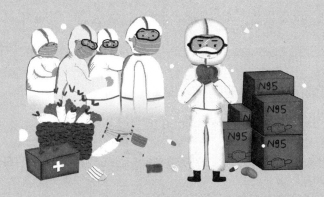

防控新冠肺炎公益捐赠涉及的税收优惠政策主要包括四个方面：一是通过公益性社会组织或者县级以上人民政府及其部门等国家机关捐赠应对疫情的现金和物品允许企业所得税或个人所得税税前全额扣除；二是直接向承担疫情防治任务的医院捐赠应对疫情物品允许企业所得税或个人所得税税前全额扣除；三是无偿捐赠应对疫情的货物免征增值税、消费税、城市维护建设税、教育费附加、地方教育附加；四是扩大捐赠免税进口范围。

📖 政策规定

▶▶▶《财政部　税务总局关于支持新型冠状病毒感染的肺炎疫情防控有关捐赠税收政策的公告》（财政部　税务总局公告 2020 年第 9 号，以下简称财政部、税务总局公告 2020 年第 9 号文件）规定，自 2020 年 1 月 1 日起（截止日期视疫情情况另行公告）：

（1）企业和个人通过公益性社会组织或者县级以上人民政府及其部门等国家机关，捐赠用于应对新型冠状病毒感染的肺炎疫情的现金和物品，允许在计算应纳税所得额时全额扣除。

（2）企业和个人直接向承担疫情防治任务的医院捐赠用于应对新

型冠状病毒感染的肺炎疫情的物品，允许在计算应纳税所得额时全额扣除。

捐赠人凭承担疫情防治任务的医院开具的捐赠接收函办理税前扣除事宜。

（3）单位和个体工商户将自产、委托加工或购买的货物，通过公益性社会组织和县级以上人民政府及其部门等国家机关，或者直接向承担疫情防治任务的医院，无偿捐赠用于应对新型冠状病毒感染的肺炎疫情的，免征增值税、消费税、城市维护建设税、教育费附加、地方教育附加。

▶▶▶《财政部　海关总署　税务总局关于防控新型冠状病毒感染的肺炎疫情进口物资免税政策的公告》（财政部　海关总署　税务总局公告 2020 年第 6 号）规定，根据财政部、海关总署和税务总局联合发布的《慈善捐赠物资免征进口税收暂行办法》（财政部　海关总署　税务总局公告 2015 年第 102 号）等有关规定，境外捐赠人无偿向受赠人捐赠的用于防控疫情进口物资可免征进口税收。为进一步支持疫情防控工作，自 2020 年 1 月 1 日至 3 月 31 日：

（1）适度扩大《慈善捐赠物资免征进口税收暂行办法》规定的免税进口范围，对捐赠用于疫情防控的进口物资，免征进口关税和进口环节增值税、消费税。

① 进口物资增加试剂，消毒物品，防护用品，救护车、防疫车、消毒用车、应急指挥车。

②免税范围增加国内有关政府部门、企事业单位、社会团体、个人以及来华或在华的外国公民从境外或海关特殊监管区域进口并直接捐赠；境内加工贸易企业捐赠。捐赠物资应直接用于防控疫情且符合前述第①项或《慈善捐赠物资免征进口税收暂行办法》规定。

③受赠人增加省级民政部门或其指定的单位。省级民政部门将指定的单位名单函告所在地直属海关及省级税务部门。

无明确受赠人的捐赠进口物资，由中国红十字会总会、中华全国妇女联合会、中国残疾人联合会、中华慈善总会、中国初级卫生保健基金会、中国宋庆龄基金会或中国癌症基金会作为受赠人接收。

（2）对卫生健康主管部门组织进口的直接用于防控疫情物资免征关税。进口物资应符合前述第一条第①项或《慈善捐赠物资免征进口税收暂行办法》规定。省级财政厅（局）会同省级卫生健康主管部门确定进口单位名单、进口物资清单，函告所在地直属海关及省级税务部门。

（3）本公告项下免税进口物资，已征收的应免税款予以退还。其中，已征税进口且尚未申报增值税进项税额抵扣的，可凭主管税务机关出具的《防控新型冠状病毒感染的肺炎疫情进口物资增值税进项税额未抵扣证明》，向海关申请办理退还已征进口关税和进口环节增值税、消费税手续；已申报增值税进项税额抵扣的，仅向海关申请办理退还已征进口关税和进口环节消费税手续。有关进口单位应在 2020 年9 月 30 日前向海关办理退税手续。

（4）本公告项下免税进口物资，可按照或比照海关总署公告2020年第17号，先登记放行，再按规定补办相关手续。

实务解析

（一）政策梳理

1. 所得税方面。

一般规定： 现行的企业所得税法和个人所得税法对纳税人发生的公益慈善捐赠支出可以按照规定在所得税前扣除。其中，企业通过公益性社会组织或者县级（含县级）以上人民政府及其组成部门和直属机构，用于慈善活动、公益事业的捐赠支出，在年度利润总额12%以内的部分，准予在计算应纳税所得额时扣除，超过年度利润总额12%的部分，准予结转以后3年内在计算应纳税所得额时扣除。个人通过境内公益性社会组织、县级以上人民政府及其部门等国家机关，向教育、扶贫、济困等公益慈善事业的捐赠，发生的公益捐赠支出，捐赠额未超过纳税人申报的应纳税所得额30%的部分，可以在计算应纳税所得额时扣除。其中，国务院规定可以全额扣除的，从其规定，例如通过中华慈善总会等机构进行的公益慈善事业捐赠，可以在个人所得税税前全额扣除。

抗疫新政： 本次出台的防控疫情公益捐赠所得税政策在实践中应

注意以下两个方面：

一是扣除比例。政策明确，企业和个人通过公益性社会组织或者县级以上人民政府及其部门等国家机关，捐赠应对疫情的现金和物品，允许在计算应纳税所得额时全额扣除。

二是捐赠程序。政策规定，企业和个人直接向承担疫情防控任务的医院捐赠用于应对疫情的物品，允许在计算应纳税所得额时全额扣除。

2. 增值税方面。

一般规定：按照《增值税暂行条例》及其实施细则规定，单位或个体工商户无偿捐赠物品属于视同销售行为，应缴纳增值税。

抗疫新政：财政部、税务总局公告 2020 年第 9 号文件规定，单位和个体工商户将自产、委托加工或购买的货物，通过公益性社会组织和县级以上人民政府及其部门等国家机关，或者直接向承担疫情防治任务的医院，无偿捐赠用于应对新型冠状病毒感染的肺炎疫情的，免征增值税、消费税、城市维护建设税、教育费附加、地方教育附加。

根据上述文件规定，单位或个体工商户通过公益性社会组织和县级以上人民政府及其部门等国家机关，或者直接向承担疫情防治任务的医院无偿捐赠用于疫情防控的物品，属于特殊视同销售行为，可享受免税优惠。

3. 进口税收政策。

自 2020 年 1 月 1 日至 3 月 31 日，实行更优惠的进口税收政策：

一是适度扩大《慈善捐赠物资免征进口税收暂行办法》规定的免税进

口物资范围、免税主体范围等，对捐赠用于疫情防控的进口物资免征进口关税和进口环节增值税、消费税。二是对卫生健康主管部门组织进口的直接用于防控疫情物资免征进口关税。三是免税进口物资已征收的应免税款予以退还。四是免税进口物资可先登记放行，再按规定补办相关手续。

（二）捐赠对象

1.接受捐赠的公益性社会组织。

公益性社会组织，是指依法取得公益性捐赠税前扣除资格的社会组织，即是经省级及以上财政、税务等部门确认具有接受捐赠税前扣除资格的公益性社会组织，企业或个人向其进行捐赠的支出可以在税前扣除。

公益性社会组织捐赠税前扣除资格：财政、税务、民政等部门结合社会组织登记注册、公益活动情况联合确认公益性捐赠税前扣除资格，并以公告形式发布名单。

实践中，税务机关等政府部门将对取得公益性捐赠税前扣除资格的相关组织名单进行公示，纳税人可通过相关网站进行查询。

要点提示：

接受捐赠的公益性社会组织在所属年度政府部门公布的名单内，企业或个人才可按规定进行税前扣除；接受捐赠的公益性社会组织不在名单内，或虽在名单内但企业或个人发生的公益性捐赠支出不属于名单所属年度的，不得扣除。

【举例说明】某公益基金会,在北京市2019年度获得公益性捐赠税前扣除资格的公益性社会团体名单内,但不在2020年度获得公益性捐赠税前扣除资格的公益性社会团体名单内,则企业或个人2019年度向该公益基金会捐赠,可按规定进行税前扣除,2020年度向该公益基金会捐赠,不得扣除。

2. 县级以上人民政府及其部门。

县级以上人民政府及其部门(如县财政局等)等国家机关的公益性捐赠税前扣除资格不需要认定。

【例3-1】向镇政府捐赠是否属于向"县级以上人民政府"捐赠?

企业或个人向镇政府捐赠是否属于向"县级以上人民政府"捐赠,在实践中需要具体情况具体分析,如北京市、上海市、天津市、重庆市属于直辖市,按照行政级别,其乡镇政府与省以下的县级政府级别相同,因此企业通过乡镇政府或其部门进行的捐赠符合公益性捐赠的要求。但是其他省份,企业直接捐赠给镇政府不可以税前扣除。

3. 承担疫情防治任务的医院。

捐赠对象为承担疫情防治任务的医院,不是所有的医院,也不仅仅是湖北地区的医院,建议查询当地卫生健康委员会官方网站,获取承担疫情防治任务的医院的名单。

【举例说明】北京确定了北京地坛医院等20家新型冠状病毒感染的肺炎定点医院,负责确诊病例的医疗救治工作,个人直接向上述20家新型冠状病毒感染的肺炎定点医院捐赠应对疫情物品,都允许个人所得税税前全额扣除。

要点提示：

个人直接向承担疫情防治任务的医院，捐赠内容限定为应对疫情的物品，实践中注意从两方面理解：一是直接向承担疫情防治任务的医院捐赠现金，不符合上述政策；二是政策对应对疫情的物品没有进行限制，既包括口罩、消毒液等，也包括矿泉水、棉被等物品。

【例3-2】企业向承担疫情防治任务的医院无偿捐赠自产物品，是否可享受税收优惠？

武汉市某企业，直接将自产的一批防护服送到了武汉金银潭医院（承担疫情防治任务），无偿捐赠给他们用于抗击新冠肺炎疫情，按照财政部、税务总局公告2020年第9号文件规定，可以享受增值税免征及企业所得税税前全额扣除优惠，企业取得的武汉金银潭医院加盖公章的接受捐赠说明，能够证明企业的无偿捐赠行为，企业需将接受捐赠说明留存备查。

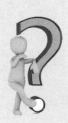

（三）税前扣除政策

企业和个人通过公益性社会组织或者县级以上人民政府及其部门等国家机关，捐赠应对疫情的现金和物品，允许在计算应纳税所得额时全额扣除。

企业和个人直接向承担疫情防治任务的医院捐赠用于应对疫情的物品，允许在计算应纳税所得额时全额扣除。

（四）捐赠票据要求

1. 通过公益性社会组织或者县级以上人民政府及其部门等国家机

关捐赠。

对于通过公益性社会组织发生的公益性捐赠支出，企业或个人应提供省级以上（含省级）财政部门印制并加盖接受捐赠单位印章的公益性捐赠票据，或加盖接受捐赠单位印章的《非税收入一般缴款书》收据联，方可按规定进行税前扣除。

要点提示：

企业或个人应提供的公益性捐赠票据，票据中应注明相关疫情防控捐赠事项。该捐赠票据由企业妥善保管、自行留存。

2. 直接向承担疫情防治任务的医院捐赠。

考虑到疫情紧急，捐赠人凭承担疫情防治任务的医院开具的捐赠接收函办理税前扣除事宜。

要点提示：

实践中，捐赠接收函没有固定格式要求，建议捐赠接收函应有接受捐赠医院公章，并注明接收人、捐赠物品名称、型号、数量以及捐赠方全称等内容，捐赠物资品类较多时，可以清单形式作为附件。

3. 取得捐赠票据的时间。

在疫情防控期间，企业和个人可能未及时取得捐赠票据，只要在规定时间内取得捐赠票据，可以按规定税前扣除：

（1）企业取得捐赠票据的时间。

《企业所得税税前扣除凭证管理办法》（国家税务总局公告 2018

年第 28 号）第六条规定，企业应在当年度企业所得税法规定的汇算清缴期结束前取得税前扣除凭证。

根据上述规定，企业发生捐赠时未取得相关合规的捐赠票据，企业在预缴季度所得税时，捐赠支出可暂按账面发生金额进行核算全额扣除，应在当年度企业所得税法规定的汇算清缴期结束前取得相关合规的捐赠票据。

（2）个人取得捐赠票据的时间。

《财政部　税务总局关于公益慈善事业捐赠个人所得税政策的公告》（财政部　税务总局公告 2019 年第 99 号，以下简称财政部、税务总局公告 2019 年第 99 号文件）第九条规定，个人发生公益捐赠时不能及时取得捐赠票据的，可以暂时凭公益捐赠银行支付凭证扣除，并向扣缴义务人提供公益捐赠银行支付凭证复印件。个人应在捐赠之日起 90 日内向扣缴义务人补充提供捐赠票据，如果个人未按规定提供捐赠票据的，扣缴义务人应在 30 日内向主管税务机关报告。

（五）如何享受税前扣除

1.《国家税务总局关于支持新型冠状病毒感染的肺炎疫情防控有关税收征收管理事项的公告》（国家税务总局公告 2020 年第 4 号，以下简称国家税务总局公告 2020 年第 4 号文件）规定，企业享受财政部、税务总局公告 2020 年第 9 号文件规定的全额税前扣除政策的，采取"自行判别、申报享受、相关资料留存备查"的方式，并将捐赠全额扣除情况填入企业所得税纳税申报表相应行次。

2.个人享受规定的全额税前扣除政策的，按照财政部、税务总局公告 2019 年第 99 号文件有关规定执行；在办理个人所得税税前扣除、填写《个人所得税公益慈善事业捐赠扣除明细表》时，应当在备注栏注明"直接捐赠"。

（六）捐赠货物涉及流转税等税种

自 2020 年 1 月 1 日起（截止日期将视疫情情况另行公告），单位和个体工商户将自产、委托加工或购买的货物，通过公益性社会组织和县级以上人民政府及其部门等国家机关，或者直接向承担疫情防治任务的医院，无偿捐赠用于应对疫情的，免征增值税、消费税、城市维护建设税、教育费附加、地方教育附加。

1.免征增值税、消费税、城市维护建设税、教育费附加、地方教育附加。

（1）免征增值税。

《增值税暂行条例实施细则》第四条规定，单位或者个体工商户将自产、委托加工或者购进的货物无偿赠送其他单位或者个人，视同销售货物缴纳增值税。根据上述规定，无偿捐赠应对疫情的货物按规定需要视同销售缴纳增值税。但此次防控疫情税收优惠政策规定，该视同销售收入免征增值税。

（2）免征消费税。

《中华人民共和国消费税暂行条例》第四条规定，纳税人生产的应税消费品，于纳税人销售时纳税。纳税人自产自用的应税消费品，用于连续生产应税消费品的，不纳税；用于其他方面的，于移送使用时纳税。

用于其他方面，是指纳税人将自产自用应税消费品用于生产非应税消费品、在建工程、管理部门、非生产机构、提供劳务、馈赠、赞助、集资、广告、样品、职工福利、奖励等方面。

根据上述规定，无偿捐赠应对疫情的货物（属于应税消费品）按规定需要视同销售缴纳消费税。但此次防控疫情税收优惠政策规定，该视同销售收入免征消费税。

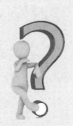

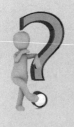

【例3-5】企业向疫情防治定点医院捐赠委托加工或购进物品，是否免征增值税和消费税？

某集团是一家综合性集团公司，下属各公司分别经营石油化工、房地产开发、建筑施工、商贸、物流等。为支援新冠肺炎疫情防控工作，近日集团公司拟向市慈善总会捐赠一批汽油，用于防疫车辆使用，根据财政部、税务总局公告2020年第9号文件第三条规定，可以享受免征增值税和消费税，另外，由于汽油属于消费税征税范围，在生产、进口环节征收，为充分享受税收优惠政策，建议通过集团公司下属生产汽油的石油化工企业直接向市慈善总会捐赠汽油。

国家税务总局公告2020年第4号文件规定，在该公告发布前，纳税人已将适用免税政策的销售额、销售数量，按照征税销售额、销售数量进行消费税纳税申报的，可以选择更正当期申报或者在下期申报时调整。已征应予免征的消费税税款，可以予以退还或者抵减纳税人以后应缴纳的消费税税款。

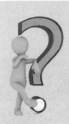

【例3-6】企业向疫情防治定点医院捐赠委托加工或购进物品，已按照征税销售数量申报消费税怎么办？

某石化公司为支援新冠肺炎疫情防控工作，2020年1月底向市慈善总会捐赠了一批汽油，用于防疫车辆使用，2月5日已按照征税销售数量申报消费税，按规定公司1月捐赠汽油是可以享受消费税免税优惠的。则：

如果公司在2月纳税申报期，已按照征税销售数量申报消费税的情况，则可以选择在2月纳税申报期更正当期申报或者在下期申报时调整。如果应予免征的消费税税款已缴纳，公司可以申请办理退税或者抵减以后应缴纳的消费税税款。

需要提醒的是，公司进行消费税免税申报时，消费税纳税申报表及《本期减（免）税额明细表》相应栏次均需填写。

（3）免征城市维护建设税、教育费附加和地方教育附加。

城市维护建设税、教育费附加和地方教育附加以纳税人实际缴纳的增值税、消费税税额为计税依据，免征增值税和消费税，进而免征城市维护建设税、教育费附加和地方教育附加。

2. 捐赠物品的要求。

（1）捐赠物品包括自产、委托加工或购买的货物。

（2）物品没有明确具体范围，前提是用于应对疫情的，既包括口罩、消毒液等，也包括矿泉水、棉被等物品。

【例3-7】企业通过政府相关部门无偿捐赠方便食品用于抗击疫情，如何进行免税申报？

为抗击新冠肺炎疫情，某公司通过武汉市人民政府相关部门，无偿捐赠了一批方便食品，用于抗击新冠肺炎疫情，按照有关规定享受免征增值税、消费税优惠的，可自主进行免税申报，无需办理有关免税备案手续，但应将相关证明材料留存备查。

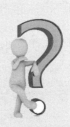

【例3-8】企业通过政府相关部门捐赠货物，用于修建新冠肺炎定点收治医院，是否免征增值税？

某公司为一家钢铁企业，为支持武汉市修建新冠肺炎定点收治医院，通过当地政府相关部门无偿捐赠了一批钢材，财政部、税务总局公告2020年第9号文件第三条规定，单位和个体工商户将

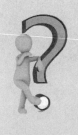

自产、委托加工或购买的货物，通过公益性社会组织和县级以上人民政府及其部门等国家机关，或者直接向承担疫情防治任务的医院，无偿捐赠用于应对新型冠状病毒感染的肺炎疫情的，免征增值税。上述规定中的"货物"不仅限于医疗防护物资，"钢材"也属于"货物"的范畴。该公司通过当地政府相关部门捐赠钢材用于修建新冠肺炎定点收治医院，可按规定享受上述免征增值税优惠。

3. 接受捐赠对象。

接受捐赠对象包括：公益性社会组织、县级以上人民政府及其部门等国家机关和承担疫情防治任务的医院。

4. 开具发票。

（1）正常情况。

免征增值税的，不得开具增值税专用发票，但是可以视情况开具不同类型的普通发票。需要说明的是，纳税人开具增值税普通发票、机动车销售统一发票等注明税率或征收率栏次的普通发票时，应当在税率或征收率栏次填写"免税"字样，不能填写"0%"。

要点提示：

企业直接向承担疫情防治任务的医院的捐赠，凭医院开具的捐赠接收函办理税前扣除事宜，捐赠接收函往往没有捐赠货物的规格型号和价值，为了确认捐赠货物的价值，建议按规定开具增值税普通发票。

（2）特殊情况。

企业在疫情防控期间已经开具增值税专用发票的，应当及时开具对应红字发票或作废原发票，再按规定适用免征增值税政策。同时，考虑到在疫情防控期间，部分纳税人在开具红字增值税专用发票时，可能会遇到与接受发票方沟通不便而未能及时开具的特殊情况，纳税人可以先适用免征增值税政策，对应红字发票应当于相关免征增值税政策执行到期后 1 个月内完成开具。

5. 进项税额抵扣。

用于简易计税方法计税项目、免征增值税项目、集体福利或者个人消费的购进货物、劳务、服务、无形资产和不动产的进项税额不得从销项税额中抵扣，其中购入固定资产、无形资产、不动产和租入固定资产、不动产，既用于一般计税方法计税项目，又用于简易计税方法计税项目、免征增值税项目、集体福利或者个人消费的，其进项税额准予从销项税额中全额抵扣。

适用一般计税方法的纳税人，兼营简易计税方法计税项目、免征增值税项目而无法划分不得抵扣的进项税额，按照下列公式计算不得抵扣的进项税额：

不得抵扣的进项税额＝当期无法划分的全部进项税额×（当期简易计税方法计税项目销售额＋免征增值税项目销售额）÷当期全部销售额

因此，单位和个体工商户将自产、委托加工或购买的货物，通过公益性社会组织和县级以上人民政府及其部门等国家机关，或者直接向承担疫情防治任务的医院，无偿捐赠用于应对疫情的，享受免征增值税优惠的收入部分对应的进项税额需要作转出处理。

（七）个人捐赠涉税实务

个人进行防控疫情公益捐赠，按规定享受全额税前扣除政策的，按照财政部、税务总局公告 2019 年第 99 号文件有关规定执行：

1. 计算缴纳个人所得税是应纳税所得额中扣除捐赠额。

个人将其所得对教育、扶贫、济困等公益慈善事业进行捐赠，捐赠额未超过纳税人申报的应纳税所得额 30% 的部分，可以从其应纳税所得额中扣除；国务院规定对公益慈善事业捐赠实行全额税前扣除的，从其规定。

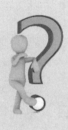

【例 3-9】2020 年个人进行防控疫情公益捐赠，并取得全年一次性奖金，如何计算个人所得税？

某居民个人 2020 年 10 月取得全年一次性奖金 100000 元，选择不并入综合所得而单独计税方式，该居民个人 2020 年 2 月通过某县级人民政府向用于应对新型冠状病毒感染的肺炎疫情的捐赠 15000 元，则全年一次性奖金应纳个人所得税税额计算：

按照《财政部 税务总局关于个人所得税法修改后有关优惠政策衔接问题的通知》（财税〔2018〕164 号）规定，居民个人取得符合规定的全年一次性奖金，在 2021 年 12 月 31 日前，可以选择不并入当年综合所得，以全年一次性奖金收入除以 12 个月得到的数额，按照月度税率表，确定适用税率和速算扣除数，单独计算纳税。计算公式为：

应纳税额＝全年一次性奖金收入 × 适用税率 - 速算扣除数

根据上述公式，全年一次性奖金收入应该就是应纳税所得额，限额扣除的公益捐赠支出为全年一次性奖金收入的 30%。

公益捐赠支出在全年一次性奖金（采取不并入综合所得而单独

计税方式处理的单独计算）扣除，以全年一次性奖金收入减去符合规定公益捐赠支出后的余额除以 12 个月得到的数额，按照月度税率表，确定适用税率和速算扣除数，单独计算纳税。计算公式为：

应纳税额＝（全年一次性奖金收入－符合规定公益捐赠支出）× 适用税率－速算扣除数

1. 公益性捐赠扣除限额

公益性捐赠扣除限额：15000 元。

2. 扣除公益性捐赠后年终奖金额收入：100000－15000＝85000（元）

（1）找税率

以全年一次性奖金收入除以 12 个月得到的数额，按照月度税率表，确定适用税率和速算扣除数；

全年一次性奖金收入除以 12 个月得到的数额：85000÷12＝7083.33（元）；

参照月度税率表，得到税率 10%，速算扣除数 210。

（2）计算应纳税额

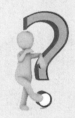

应纳税额＝应纳税所得额×适用税率－速算扣除数
＝85000×10%－210＝8290（元）

税后年终奖＝税前年终奖－应纳税额＝100000－8290＝91710（元）

2. 公益捐赠支出金额确定。

（1）捐赠货币性资产的，按照实际捐赠金额确定；

（2）捐赠股权、房产的，按照个人持有股权、房产的财产原值确定；

（3）捐赠除股权、房产以外的其他非货币性资产的，按照非货币性资产的市场价格确定。

实践中，个人通过符合个人所得税税前扣除规定的捐赠途径，捐赠用于应对疫情的物品，应按该防疫物品的市场价格确定公益捐赠支出金额，同时，根据公益捐赠的有关制度要求，接受物资捐赠的公益性社会组织会按照相应的办法确认捐赠物资的市场价格。具体到本次疫情捐赠来说，如果购买物资的时间与捐赠的时间很接近，那么市场价格就是购买商品价格，也就是购买小票或购买发票上注明的商品价格，因此要保留好证明物品的市场价格的增值税发票、银行支付单据等凭证。

3.居民个人公益捐赠可选择各类所得扣除。

居民个人公益捐赠可选择的各类所得：① 综合所得；② 经营所得；③ 财产租赁所得；④ 财产转让所得；⑤ 利息股息红利所得；⑥ 偶然所得；⑦ 年终一次性奖金、股权激励所得等单独计税项目。

要点提示：

居民个人选择在哪项所得扣除捐赠支出，实践中把握以下几点：

（1）居民个人根据各项所得的收入、公益捐赠支出、适用税率等情况，自行决定在综合所得、分类所得、经营所得中扣除的公益捐赠支出的顺序。如果居民个人所得项目较多，尽可能用适用税率较高的所得扣除捐赠支出。

（2）居民个人在当期一个所得项目扣除不完的公益捐赠支出，可以按规定在其他所得项目中继续扣除。

（3）可在捐赠当月取得的分类所得（除综合所得和经营所得，下同）中扣除，如果放弃在分类所得中扣除的部分，不再追溯调整。

（4）居民个人发生的符合规定的新冠肺炎疫情公益捐赠支出，不管选择何类所得中扣除，都是全额扣除。

4.居民个人在综合所得中扣除公益捐赠支出。

（1）居民个人取得工资薪金所得的，可以选择在预扣预缴时扣除，也可以选择在年度汇算清缴时扣除。

居民个人选择在预扣预缴时扣除的，应按照累计预扣法计算扣除限额，其捐赠当月的扣除限额为截至当月累计应纳税所得额的30%（全额扣除的从其规定，下同）。

要点提示：

 综合所得捐赠扣除不得大于除捐赠外的应纳税所得额。个人从两处以上取得工资薪金所得，选择其中一处扣除，选择后当年不得变更。

【例3-10】居民个人工资薪金预扣预缴个人所得税时如何扣除疫情捐赠支出？

某居民个人每月工资20000元，个人负担"三险一金"3000元，子女教育费等专项附加扣除2000元/月，2020年2月发生符合规定用于应对疫情捐赠6000元，则：

①2020年1月应预扣预缴个人所得税：

累计应纳税所得额=累计收入－累计"三险一金"（个人缴纳部分）－累计专项附加扣除－累计减除费用－其他扣除－捐赠支出=20000－3000－2000－5000－0－0=10000（元）

应纳税所得额10000元，参照综合所得税率表，得到税率3%，速算扣除数0。

累计应纳税额=应纳税所得额×预扣税率－速算扣除数=10000×3%－0=300（元）

当月应纳税额=累计应纳税额－累计已缴纳税额=300－0=300（元）

②2020年2月应预扣预缴个人所得税：

应纳税所得额=累计收入－累计"三险一金"（个人缴纳部分）－累计专项附加扣除－累计减除费用－其他扣除－捐赠支出=40000－6000－4000－10000－0－6000=14000（元）

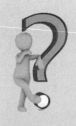

应纳税所得额 14000 元，参照综合所得税率表，得到税率 3%，速算扣除数 0。

累计应纳税额 = 应纳税所得额 × 预扣税率 − 速算扣除数 =14000×3%−0=420（元）

当月应纳税额 = 累计应纳税额 − 累计已缴纳税额 =420−300=120（元）

需要提醒的是，由于年初适用税率较低，捐赠支出抵税效果不明显，仅少缴个人所得税 180 元（6000×3%），如按照年度计算，该居民个人假设没有其他所得，其综合所得适用税率为 10%，少缴个人所得税 600 元（6000×10%）。

③3−12 月，按照上述累计预扣预缴法计算，不一一列举。

（2）居民个人取得劳务报酬所得、稿酬所得、特许权使用费所得的，预扣预缴时不扣除公益捐赠支出，统一在汇算清缴时扣除。

（3）居民个人取得全年一次性奖金、股权激励等所得，且按规定采取不并入综合所得而单独计税方式处理的，公益捐赠支出扣除比照分类所得的扣除规定处理。

（4）申报时，完成新增公益捐赠后，可通过"设置扣除"分配捐赠在综合所得的捐赠扣除金额。

5. 在经营所得中扣除公益捐赠支出。

（1）个体工商户发生的公益捐赠支出，在其经营所得中扣除。

（2）个人独资企业、合伙企业发生的公益捐赠支出，其个人投资者应当按照捐赠年度合伙企业的分配比例（个人独资企业分配比例为100%），计算归属于每一个人投资者的公益捐赠支出，个人投资者应将其归属的个人独资企业、合伙企业公益捐赠支出和本人需要在经营所得扣除的其他公益捐赠支出合并，在其经营所得中扣除。

【例3-11】个人独资企业、合伙企业发生的公益捐赠支出如何进行税务处理？

居民个人在某合伙企业中享有该企业应纳税所得额的约定分配比例为40%，该企业2020年面向防控疫情发生公益捐赠支出120万元，归属的给居民个人投资者的合伙企业公益捐赠支出为48万元，该捐赠支出只能在经营所得中扣除，不能在综合所得、分类所得中扣除。该居民个人当年发生公益捐赠支出40万元，其中需要在经营所得扣除的其他公益捐赠支出为10万元，则当年经营所得中扣除合计公益捐赠支出为58万元。

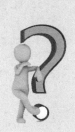

（3）在经营所得中扣除公益捐赠支出的，可以选择在预缴税款时扣除，也可以选择在汇算清缴时扣除。

（4）经营所得采取核定征收方式的，不扣除公益捐赠支出。

6. 居民个人公益捐赠支出在分类所得扣除时间。

（1）可在捐赠当月取得的分类所得中扣除。

（2）当月分类所得应扣除未扣除的公益捐赠支出，可以追补扣除。

（3）居民个人捐赠当月有多项多次分类所得的，应先在其中一项一次分类所得中扣除。已经在分类所得中扣除的公益捐赠支出，不再调整到其他所得中扣除。

7. 非居民个人发生的公益捐赠支出。

（1）未超过其在公益捐赠支出发生的当月应纳税所得额30%的

部分，可以从其应纳税所得额中扣除，其中当月应纳税所得额是所有的个人所得的当月应纳税所得额。

（2）扣除不完的公益捐赠支出，可以在经营所得中继续扣除。

（3）非居民个人按规定可以在应纳税所得额中扣除公益捐赠支出而未实际扣除的，可追补扣除。

8. 捐赠票据的保存。

（1）个人应留存捐赠票据，留存期限为5年。企业和个人取得承担疫情防治任务的医院开具的捐赠接收函，作为税前扣除依据自行留存备查。

（2）个人通过扣缴义务人享受公益捐赠扣除政策，应当告知扣缴义务人符合条件可扣除的公益捐赠支出金额，并提供捐赠票据的复印件，其中捐赠股权、房产的还应出示财产原值证明。

（3）机关、企事业单位统一组织员工开展公益捐赠的，纳税人可以凭汇总开具的捐赠票据和员工明细单扣除。

要点提示：

实践中，个人可以凭企业汇总时收到开具的捐赠票据（加盖接受捐赠单位印章的公益性捐赠票据、加盖接受捐赠单位印章的《非税收入一般缴款书》收据联或承担疫情防治任务的医院开具的捐赠接收函）等复印件和单位出具的员工明细单扣除作为捐赠票据。

（4）个人发生公益捐赠时不能及时取得捐赠票据的，可以暂时凭公益捐赠银行支付凭证扣除，并向扣缴义务人提供公益捐赠银行支付凭证复印件。

个人应在捐赠之日起 90 日内向扣缴义务人补充提供捐赠票据，如果个人未按规定提供捐赠票据的，扣缴义务人应在 30 日内向主管税务机关报告。

9. 公益捐赠纳税申报。

个人自行办理或扣缴义务人为个人办理公益捐赠扣除的，应当在申报时一并报送《个人所得税公益慈善事业捐赠扣除明细表》。

要点提示：

 个人直接向承担疫情防治任务的医院捐赠用于应对疫情的物品，在办理个人所得税税前扣除时，需在《个人所得税公益慈善事业捐赠扣除明细表》备注栏注明"直接捐赠"。

（八）企业疫情捐赠涉税实务

1. 企业所得税预缴时全额扣除。

《企业所得税法》及其实施条例规定，企业分月或分季预缴企业所得税时，原则上应当按照月度或者季度的实际利润额预缴。企业在计算会计利润时，按照会计核算相关规定，疫情防控捐赠支出已经全额列支，企业按实际会计利润进行企业所得税预缴申报，疫情防控捐赠支出在税收上也实现了全额据实扣除。因此，企业月（季）度预缴申报时就能享受到该政策。

2. 同时发生全额扣除的捐赠和其他公益性捐赠的税前扣除处理。

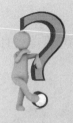

【例3-12】企业同时发生全额扣除的捐赠和其他公益性捐赠，如何进行税前扣除处理？

假设某企业2020年度的利润总额为100万元，该年度发生用于应对新型冠状病毒感染的肺炎疫情的现金和物品捐赠支出15万元，发生符合条件的教育方面的公益性捐赠10万元。则2020年度该企业的公益性捐赠支出税前扣除限额为12万元（100×12%），教育捐赠支出10万元在扣除限额内，可以全额扣除；防疫情捐赠支出无须考虑税前扣除限额，准予全额税前据实扣除。2020年度，该企业的公益性捐赠支出共计25万元，均可在税前全额扣除。

3. 企业发生亏损时疫情捐赠支出的扣除。

一般规定： 企业发生的公益性捐赠支出，在年度利润总额12%以内的部分，准予在计算应纳税所得额时扣除；超过年度利润总额12%的部分，准予结转以后3年内在计算应纳税所得额时扣除。

抗疫新政： 企业发生用于应对疫情的现金和物品捐赠支出，允许在计算应纳税所得额时全额扣除，不受"年度利润总额12%"扣除标准限制，即会计利润小于等于零，也可以全额税前扣除，如果产生亏损，按照亏损弥补政策执行。

4. 企业所得税全额扣除不需要结转以后年度。

一般规定： 企业发生的公益性捐赠支出，在年度利润总额12%以内的部分，准予在计算应纳税所得额时扣除。未在当年税前扣除的部分，准予以后年度结转扣除，但结转年限自捐赠发生年度的次年起计算最长不得超过3年。需要结转的捐赠支出，是指超过年度利润总额12%的部分，未在当年税前扣除的部分。

抗疫新政：符合条件的新冠肺炎疫情捐赠，是全额税前扣除，不存在未在当年税前扣除的部分，也就不存在结转次年起3年内扣除问题。

5. 员工通过企业进行应对疫情捐款。

从企业角度，员工通过公司账户捐款，无论是通过募集的方式还是直接从应付职工薪酬中扣除的方式，员工捐款部分均与企业生产经营无关且不属于企业本身收益，从会计核算角度，应视为企业"代收代付"性质的暂收款项，通过"其他应付款"的科目进行会计核算。该暂收款项仅对企业现金流产生影响，并无税务影响。

相关会计分录参考如下：

（1）企业收员工捐赠款

借：现金 / 银行存款 / 应付职工薪酬等科目

　　贷：其他应付账款——员工捐赠支出

（2）企业统一捐赠时

借：营业外支出——捐赠支出（企业捐赠部分的金额）

　　其他应付账款——员工捐赠支出（个人捐赠部分的金额）

　　贷：银行存款

要点提示：

个人可以凭企业收到捐赠单位开具的捐赠票据（加盖接受捐赠单位印章的公益性捐赠票据、加盖接受捐赠单位印章的《非税收入一般缴款书》收据联或承担疫情防治任务的医院开具的捐赠接收函）等复印件和单位出具的员工捐赠明细单作为扣除票据。

6.企业捐赠用于应对疫情的现金。

企业捐赠用于应对疫情的现金不涉及增值税及附加税费，仅涉及企业所得税税前扣除问题，按照财政部、税务总局公告 2020 年第 9 号文件规定，企业通过公益性社会组织或者县级以上人民政府及其部门等国家机关，捐赠用于应对疫情的现金，允许在计算应纳税所得额时全额扣除。

要点提示：

 企业直接向承担疫情防治任务的医院捐赠用于应对新冠肺炎疫情的现金，不属于符合规定的捐赠支出，不允许在计算企业所得税应纳税所得额时全额扣除。

7.企业无偿捐赠用于应对疫情的物资支出。

（1）会计处理。

企业针对疫情的捐赠行为，无论是利用自产产品还是外购物资，均属于企业非日常营业活动相关的经济利益的流出。根据企业会计准则相关规定，企业可通过"营业外支出"科目进行核算，抵减当期会计利润。同时，企业应妥善保管有效记账凭证。

（2）增值税处理。

一般规定：《增值税暂行条例实施细则》第四条规定，单位或者个体工商户将自产、委托加工或者购进的货物无偿赠送其他单位或者个人，视同销售货物缴纳增值税。

抗疫新政：财政部、税务总局公告 2020 年第 9 号文件规定，自

2020年1月1日起，单位和个体工商户将自产、委托加工或购买的货物，通过公益性社会组织和县级以上人民政府及其部门等国家机关，或者直接向承担疫情防治任务的医院，无偿捐赠用于应对疫情的，免征增值税、消费税、城市维护建设税、教育费附加、地方教育附加。

根据上述规定，企业将购进的货物无偿捐赠用于疫情防治，需要视同销售缴纳增值税，但可享受免征增值税政策。因用于免征增值税项目的购进货物不得抵扣进项税额，所以购买物资和生产或委托加工物资过程中，取得增值税专用发票等抵扣凭证，也不能抵扣进项税额。

要点提示：

另根据国家税务总局公告2020年第4号文件规定，上述增值税免税无需额外办理备案或审批程序。纳税人应在增值税纳税申报表的免税收入栏次据实填报，并在减免税申报明细表相应栏次，选择对应减免税代码，即可享受免税政策。

（3）企业所得税处理。

一般规定：《企业所得税法实施条例》等文件规定，企业以实物对外捐赠的，需按公允价值确认视同销售收入，同时列支视同销售成本，并以捐赠物品的公允价作为公益性捐赠税前扣除金额。

抗疫新政：财政部、税务总局公告2020年第9号文件规定，企业通过公益性社会组织或者县级以上人民政府及其部门等国家机关或直接向承担疫情防治任务的医院捐赠用于应对疫情的物品，允许在计算应纳税所得额时全额扣除。

根据上述规定，企业外购物资捐赠用于应对疫情涉及企业所得税处理分两条线，一条线是作捐赠支出税前扣除，另一条线是作视同销售收入和成本列支。

①当捐赠物资属于购买的货物情形：

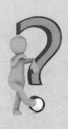

【例3-13】企业将购进货物用于应对疫情捐赠，如何进行会计和税务处理？

某公司（一般纳税人）外购口罩10万只（市场价含增值税价款113万元），取得增值税专用发票税额13万元，2020年2月无偿捐赠湖北承担新冠肺炎疫情防治任务的某医院，按规定取得医院开具的捐赠接收函，企业涉及的相关处理如下：

①购买口罩时账务处理：

借：库存商品   1000000

 应交税费——应交增值税（进项税额） 130000

  贷：银行存款/应付账款等科目   1130000

由于购买时很难确认是否捐赠及捐赠数量，实务中建议按规定确认和申报进项税额。

②用于捐赠时账务处理：

借：库存商品   130000

  贷：应交税费——应交增值税（进项税额转出） 130000

借：营业外支出——捐赠支出（用于新冠肺炎疫情防治）

            1130000

  贷：库存商品   1130000

也可两个会计分录合并处理。

③企业所得税纳税处理：

一是做捐赠支出的纳税处理。捐赠物品的公允价值作为公益性捐赠税前扣除金额，由于捐赠物品是外购的，则公允价值按照购买价确认，上述捐赠其属于税法规定的新冠肺炎疫情防治公益性捐赠条件并取得了捐赠票据，允许在计算应纳税所得额时全额扣除，不考虑其他情况，2020年度《捐赠支出及纳税调整明细表》（A105070）填写如表3-1所示。

表3-1　捐赠支出及纳税调整明细表

单位：万元

行次	项目	账载金额	以前年度结转可扣除的捐赠额	按税收规定计算的扣除限额	税收金额	纳税调增金额	纳税调减金额	可结转以后年度扣除的捐赠额
		1	2	3	4	5	6	7
1	一、非公益性捐赠		*	*	*		*	*
2	二、全额扣除的公益性捐赠	113	*	*	113	*	*	*
3	其中：扶贫捐赠		*	*			*	*
	……							
9	合计（1+2+4）	113			113			

二是视同销售的纳税处理。按公允价值确认视同销售收入，同时列支视同销售成本，由于捐赠物资是外购的，则视同销售（营业）收入（物资公允价值）和视同销售成本都是113万元，并没有增加企业应纳税所得额。不考虑其他情况，2020年度《视同销售和房地产开发企业特定业务纳税调整明细表》（A105010）填写如表3-2所示。

表 3-2 视同销售和房地产开发企业特定业务纳税调整明细表

单位：万元

行次	项目	税收金额	纳税调整金额
		1	2
1	一、视同销售（营业）收入 （2+3+4+5+6+7+8+9+10）	113	113
7	（六）用于对外捐赠视同销售收入	113	113
11	二、视同销售（营业）成本 （12+13+14+15+16+17+18+19+20）	113	113
17	（六）用于对外捐赠视同销售成本	113	113

② 当捐赠物资属于自产货物情形：

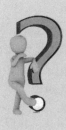

【例 3-14】企业将自产货物用于应对疫情捐赠，如何进行会计和税务处理？

某公司（一般纳税人）自产口罩 10 万只（市场价 113 万元），库存商品成本价 90 万元，按规定计算进项税额转出 8 万元，2020 年 2 月无偿捐赠湖北承担新冠肺炎疫情防治任务的某医院，按规定取得医院开具的捐赠接收函，企业涉及相关财税处理如下：

① 用于捐赠时账务处理：

借：库存商品　　　　　　　　　　　　　　　　80000

　　贷：应交税费——应交增值税（进项税额转出）　80000

借：营业外支出——捐赠支出（用于新冠肺炎疫情防治）

　　　　　　　　　　　　　　　　　　　　　　980000

　　贷：库存商品　　　　　　　　　　　　　　980000

② 企业所得税纳税处理：

一是做捐赠支出的纳税处理。捐赠物品的公允价 113 万元作为公益性捐赠税前扣除金额，会计上按照 98 万元确认捐赠支出，形成税会差异 15 万元，进行纳税调减。根据《中华人民共和国企业所得税年度纳税申报表（A 类，2017 年版）》部分表单及填报说明（2019 年修订）中关于"A1050000《纳税调整项目明细表》填报说明"：第 30 行"（十七）其他"：填报其他因会计处理与税收规定有差异需纳税调整的扣除类项目金额，企业将货物、资产、劳务用于捐赠、广告等用途时，进行视同销售纳税调整后，对应支出的会计处理与税收规定有差异需纳税调整的金额填报在本行。若第 1 列≥第 2 列，第 3 列"调增金额"填报第 1-2 列金额。若第 1 列＜第 2 列，第 4 列"调减金额"填报第 1-2 列金额的绝对值。不考虑其他情况，2020 年度《纳税调整项目明细表》（A105000）填写如表 3-3 所示。

表 3-3 纳税调整项目明细表

单位：万元

行次	项目	账载金额	税收金额	调增金额	调减金额
		1	2	3	4
12	二、扣除类调整项目（13+14+…24+26+27+28+29+30）	*	*	—	—
30	（十七）其他	98	113		15

同时，上述捐赠其属于税法规定的新冠肺炎疫情防治公益性捐赠条件并取得了捐赠票据，允许在计算应纳税所得额时全额扣除，不考虑其他情况，2020 年度《捐赠支出及纳税调整明细表》（A105070）填写如表 3-4 所示。

表 3-4 捐赠支出及纳税调整明细表

单位：万元

行次	项目	账载金额	以前年度结转可扣除的捐赠额	按税收规定计算的扣除限额	税收金额	纳税调整增金额	纳税调整减金额	可结转以后年度扣除的捐赠额
		1	2	3	4	5	6	7
1	一、非公益性捐赠		*	*	*		*	*
2	二、全额扣除的公益性捐赠	98	*	*	98	*	*	*
3	其中：扶贫捐赠 ……		*	*		*	*	*
9	合计（1+2+4）	98			98			

二是视同销售的纳税处理。按公允价值113万元确认视同销售收入，同时列支视同销售成本98万元。不考虑其他情况，2020年度《视同销售和房地产开发企业特定业务纳税调整明细表》（A105010）填写如表3-5所示。

表 3-5 视同销售和房地产开发企业特定业务纳税调整明细表

单位：万元

行次	项目	税收金额	纳税调整金额
		1	2
1	一、视同销售（营业）收入（2+3+4+5+6+7+8+9+10）	113	113
7	（六）用于对外捐赠视同销售收入	113	113
11	二、视同销售（营业）成本（12+13+14+15+16+17+18+19+20）	98	98
17	（六）用于对外捐赠视同销售成本	98	98

需要提醒的是，视同销售纳税调增企业所得税应纳税所得额 15 万元，但捐赠支出纳税调减企业所得税应纳税所得额 15 万元，整体并没有增加企业所得税应纳税所得额。

（4）印花税处理。

印花税只对税目税率表中列举的凭证和经财政部确定征税的其他凭证征税，捐赠物资合同不属于印花税税目税率表中列举的凭证，不需要缴纳印花税。

8. 企业无偿捐赠用于应对疫情的服务支出。

（1）增值税处理。

《营业税改征增值税试点实施办法》（财税〔2016〕36 号印发）第十四条规定，下列情形视同销售服务、无形资产或者不动产：①单位或者个体工商户向其他单位或者个人无偿提供服务，但用于公益事业或者以社会公众为对象的除外。②单位或者个人向其他单位或者个人无偿转让无形资产或者不动产，但用于公益事业或者以社会公众为对象的除外。③财政部和国家税务总局规定的其他情形。

根据上述规定，在税务处理上，无偿向公益事业提供服务、无形资产、不动产，在增值税上不需要视同销售，不属于增值税不能抵扣进项税额的范围，可以按规定抵扣进项税额。

（2）企业所得税处理。

详见前述"企业无偿捐赠用于应对疫情的物资支出"企业所得税处理。

（九）捐赠进口物资税收政策

对捐赠用于疫情防控的进口物资，免征进口关税和进口环节增值税、消费税。对卫生健康主管部门组织进口的直接用于防控疫情物资免征关税。

1. 免税进口物资范围。

捐赠用于疫情防控的进口物资具体包括：

（1）试剂，消毒物品，防护用品，救护车、防疫车、消毒用车、应急指挥车。

（2）衣服、被褥、鞋帽、帐篷、手套、睡袋、毛毯及其他生活必需用品等。

（3）食品类及饮用水（调味品、水产品、水果、饮料、烟酒等除外）。

（4）医疗类包括医疗药品、医疗器械、医疗书籍和资料。其中，对于医疗药品及医疗器械捐赠进口，按照相关部门有关规定执行。

（5）直接用于公共图书馆、公共博物馆、各类职业学校、高中、初中、小学、幼儿园教育的教学仪器、教材、图书、资料和一般学习用品。其中，教学仪器是指专用于教学的检验、观察、计量、演示用的仪器和器具；一般学习用品是指用于各类职业学校、高中、初中、小学、幼儿园教学和学生专用的文具、教具、体育用品、婴幼儿玩具、标本、模型、切片、各类学习软件、实验室用器皿和试剂、学生校服（含鞋帽）和书包等。

（6）直接用于环境保护的专用仪器。包括环保系统专用的空气质量与污染源废气监测仪器及治理设备、环境水质与污水监测仪器及治理设备、环境污染事故应急监测仪器、固体废物监测仪器及处置设备、辐射防护与电磁辐射监测仪器及设备、生态保护监测仪器及设备、噪声及振动监测仪器和实验室通用分析仪器及设备。

（7）经国务院批准的其他直接用于慈善事业的物资。

要点提示：

 用于慈善事业的物资不包括国家明令停止减免进口税收的特定商品以及汽车、生产性设备、生产性原材料及半成品等。捐赠物资应为未经使用的物品（其中，食品类及饮用水、医疗药品应在保质期内），在捐赠物资内不得夹带危害环境、公共卫生和社会道德及进行政治渗透等违禁物品。

2.免税主体范围。

（1）境外捐赠人是指中华人民共和国关境外的自然人、法人或者其他组织。

（2）免税主体范围 增加国内有关政府部门、企事业单位、社会团体、个人以及来华或在华的外国公民从境外或海关特殊监管区域进口并直接捐赠；境内加工贸易企业捐赠。

【例3-15】境内企业捐赠进口货物用于应对疫情，是否免征进口关税和进口环节增值税、消费税？

境内某公司准备2020年2月底从境外进口一批消毒用车，然后直接捐赠给省民政厅用于抗击疫情，进口税金额很大，自2020年1月1日至3月31日，我国适度扩大了《慈善捐赠物资免征进

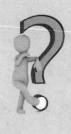口税收暂行办法》（财政部 海关总署 国家税务总局公告2015年第102号）规定的免税进口范围，对捐赠用于疫情防控的消毒用车等进口物资，免征进口关税和进口环节增值税、消费税。该公司进口并直接向省级民政部门捐赠消毒用车，可以按规定申请免征进口关税和进口环节增值税、消费税。

（3）对卫生健康主管部门组织进口的直接用于防控疫情物资免征关税，进口物资需属于前述"1.免税进口物资范围"。省级财政厅（局）会同省级卫生健康主管部门确定进口单位名单、进口物资清单，函告所在地直属海关及省级税务部门。

- -

【举例说明】2020年2月11日，云南省财政厅会同省卫生健康委等部门研究明确了云南省第二批防控新冠肺炎疫情进口物资免税单位名单，进一步支持疫情防控工作。第二批名单包括：云南省疾病预防控制中心、云南省第三人民医院等。

- -

3.捐赠物资用途。

（1）捐赠增加试剂，消毒物品，防护用品，救护车、防疫车、消毒用车、应急指挥车应直接用于防控疫情。

（2）直接用于慈善事业，其中慈善事业是指非营利的慈善救助等社会慈善和福利事业，包括以捐赠财产方式自愿开展的下列慈善活动：

①扶贫济困，扶助老幼病残等困难群体；

②促进教育、科学、文化、卫生、体育等事业的发展；

防治污染和其他公害，保护和改善环境；

符合社会公共利益的其他慈善活动。

4.受赠人。

（1）省级民政部门或其指定的单位。省级民政部门将指定的单位名单函告所在地直属海关及省级税务部门。

（2）国务院有关部门和各省、自治区、直辖市人民政府。

（3）中国红十字会总会、中华全国妇女联合会、中国残疾人联合会、中华慈善总会、中国初级卫生保健基金会、中国宋庆龄基金会和中国癌症基金会。

（4）经民政部或省级民政部门登记注册且被评定为5A级的以人道救助和发展慈善事业为宗旨的社会团体或基金会。民政部或省级民政部门负责出具证明有关社会团体或基金会符合规定的受赠人条件的文件。

（5）无明确受赠人的捐赠进口物资，由中国红十字会总会、中华全国妇女联合会、中国残疾人联合会、中华慈善总会、中国初级卫生保健基金会、中国宋庆龄基金会或中国癌症基金会作为受赠人接收。

要点提示：

 捐赠人可选择定向捐赠，捐赠物资由以上受赠人定向交付给指定的实际使用人。

5.政策执行时间。

（1）《财政部　海关总署　税务总局关于防控新型冠状病毒感染的肺炎疫情进口物资免税政策的公告》（财政部　海关总署　税务总

局公告 2020 年第 6 号）规定，对捐赠用于疫情防控的进口物资，免征进口关税和进口环节增值税、消费税，执行期限为 2020 年 1 月 1 日至 3 月 31 日。

（2）属于《慈善捐赠物资免征进口税收暂行办法》规定的免税进口范围，免征进口关税和进口环节增值税、消费税，自 2016 年 4 月 1 日起施行。

6. 免税进口物资已征收的应免税款予以退还。

（1）已征税进口且尚未申报增值税进项税额抵扣的，可凭主管税务机关出具的《防控新型冠状病毒感染的肺炎疫情进口物资增值税进项税额未抵扣证明》（表 3-6），向海关申请办理退还已征进口关税和进口环节增值税、消费税手续；

（2）已申报增值税进项税额抵扣的，仅向海关申请办理退还已征进口关税和进口环节消费税手续。

要点提示：

 有关进口单位应在 2020 年 9 月 30 日前向海关办理退税手续。

表 3-6 防控新型冠状病毒感染的肺炎疫情进口物资增值税进项税额未抵扣证明

纳税人名称		纳税人识别号或统一社会信用代码	
		企业海关代码	
进口时间	年　月　日		
海关进口增值税专用缴款书	海关报关单（编号：＿＿＿＿＿＿＿＿）、海关进口增值税专用缴款书（凭证号：＿＿＿＿＿＿＿＿），进口环节增值税税款金额为（大写）＿＿＿＿＿＿＿，￥＿＿＿＿＿元。		
进项税额抵扣情况	经审核，该纳税人上述海关进口增值税专用缴款书税额尚未申报抵扣。		
其他需要说明的事项			
审核意见： 审核人： 　年　月　日	复核意见： 复核人： 　年　月　日		局长意见： 局领导：　（局章） 　年　月　日

注：1. 本表由申请企业所在地主管税务机关填写并盖章确认；

　　2. 表中增值税进项税额是指企业进口符合规定的用于防控新型冠状病毒感染的肺炎疫情物资向海关缴纳的进口环节增值税税款金额。

7. 办理通关手续。

《海关总署关于用于新型冠状病毒感染的肺炎疫情进口捐赠物资办理通关手续的公告》（海关总署公告 2020 年第 17 号）规定，全力保障进口药品、消毒物品、防护用品、救治器械等防控物资快速通关，各直属海关相关通关现场设立进口捐赠物资快速通关专门受理窗口和绿色通道，实施快速验放。

紧急情况下可先登记放行，再按规定补办相关手续。用于防控疫情的涉及国家进口药品管理准许证的医用物资，海关可凭医药主管部门的证明先予放行，后补办相关手续。

《慈善捐赠物资免征进口税收暂行办法》所列有关物资，紧急情况下海关先登记放行，再按规定补办减免税相关手续。纳税人如有相关问题，可拨打海关咨询热线电话 12360 进行咨询。

疫情防控重点保障物资生产企业涉税政策及实务解析

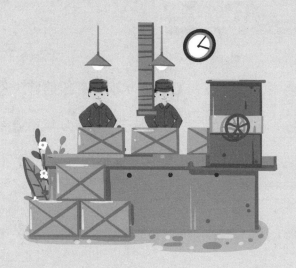

防控疫情重点保障物资生产企业涉及的税收优惠政策主要包括以下两方面：**一是**疫情防控重点保障物资生产企业可以按月向主管税务机关申请全额退还增值税增量留抵税额，其中增量留抵税额，是指与 2019 年 12 月底相比新增加的期末留抵税额；**二是**对疫情防控重点保障物资生产企业为扩大产能新购置的相关设备，允许一次性计入当期成本费用在企业所得税税前扣除。

疫情防控重点保障物资生产企业名单，由省级及以上发展改革部门、工业和信息化部门确定。

政策规定

▶▶▶《财政部 税务总局关于支持新型冠状病毒感染的肺炎疫情防控有关税收政策的公告》（财政部 税务总局公告 2020 年第 8 号，以下简称财政部、税务总局公告 2020 年第 8 号文件）规定，自 2020 年 1 月 1 日起：

1.疫情防控重点保障物资生产企业可以按月向主管税务机关申请全额退还增值税增量留抵税额。

其中增量留抵税额，是指与 2019 年 12 月底相比新增加的期末留抵税额。

2.对疫情防控重点保障物资生产企业为扩大产能新购置的相关设备，允许一次性计入当期成本费用在企业所得税税前扣除

3.疫情防控重点保障物资生产企业名单，由省级及以上发展改革部门、工业和信息化部门确定。

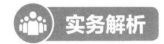 实务解析

（一）享受税收优惠企业的范围

疫情防控重点保障物资生产企业名单，由省级及以上发展改革部门、工业和信息化部门确定，税务机关对享受这项政策的企业实行清单式管理，属于名单上的企业,税务机关会逐户通知企业享受这项政策。

1.疫情防控重点保障物资生产企业名单。

企业列入国家发展改革委或者工业和信息化部确定的疫情防控重点保障物资生产企业名单，以及列入省级发展改革部门或者省级工业和信息化部门确定的疫情防控重点保障物资生产企业名单的，都可以按照财政部、税务总局公告 2020 年第 8 号文件规定，享受疫情防控重点保障物资生产企业增值税增量留抵退税和扩大产能新购置的相关设备允许一次性计入当期成本费用在企业所得税税前扣除政策。

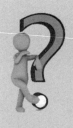

【例4-1】企业需要同时列入省级及以上发展改革部门和工业和信息化部门两部门确定的疫情防控重点保障物资生产企业名单，才能享受增量留抵退税政策吗？

财政部、税务总局公告2020年第8号文件第二条规定："疫情防控重点保障物资生产企业名单，由省级及以上发展改革部门、工业和信息化部门确定。"

列入国家发展改革委或者工业和信息化部确定的疫情防控重点保障物资生产企业名单，以及列入省级发展改革部门或者省级工业和信息化部门确定的疫情防控重点保障物资生产企业名单的企业，都可以按照公告第二条规定，享受疫情防控重点保障物资生产企业增值税增量留抵退税政策，不需要同时列入。

2. 没有纳税信用级别要求。

疫情防控重点保障物资生产企业名单，由省级及以上发展改革部门、工业和信息化部门确定，对企业的纳税信用级别等其他条件未做要求。

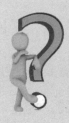

【例4-2】纳税信用为C级的疫情防控重点保障物资生产企业，能否享受增值税留抵退税政策？

某纳税信用级别C级的企业已被省级发展改革部门、工业和信息化部门确定为疫情防控重点保障物资生产企业，自2020年2月及以后纳税申报期向主管税务机关提交留抵退税申请，税务机关将按规定为企业办理增值税留抵退税业务。

本次疫情防控重点保障物资生产企业可以按月向主管税务机关申请全额退还增值税增量留抵税额政策,与《财政部 税务总局关于明确部分先进制造业增值税期末留抵退税政策的公告》(财政部 税务总局公告2019年第84号)和《财政部 税务总局 海关总署关于深化增值税改革有关政策的公告》(财政部 税务总局 海关总署公告2019年第39号)试行的增值税期末留抵税额退税制度相比,最大的突破点就是能留抵退税的纳税人的条件限制只有一个,即"列入相关部门的疫情防控重点保障物资生产企业名单"。

3.即征即退、先征后返(退)政策可与留抵退税优惠同时适用。

可分为两种情形理解,一种情形是已享受即征即退,可再享受留抵退税;另一种情形是留抵退税后,可再享受即征即退。

【例4-3】某疫情防控重点保障物资生产企业享受过增值税即征即退政策,2020年是否申请全额退还增值税增量留抵税额?

某公司是医用防护服、隔离服的原材料生产企业,被省工信厅确定为疫情防控重点保障物资生产企业,从2020年1月开始一直在全速生产。公司2019年4月以后享受过增值税即征即退政策,按照之前的规定不能申请增值税留抵退税。按照财政部、税务总局公告2020年第8号文件第二条规定,2020年企业可以按月向主管税务机关申请全额退还增值税增量留抵税额。

要点提示:

实践中,应注意与现行的增值税期末留抵税额退税制度和新购进的单位价值500万元以下设备、器具一次性税前扣除优惠政策享受条件的区别,支持疫情防控重点保障物资生产企业的政策增值税期末留抵税额退税和扩大产能新购置的相关设备允许一次性在企业所得税税前扣除政策,仅适用于疫情防控重点保障物资生产企业。

（二）全额退还增值税增量留抵税额

疫情防控重点保障物资生产企业可以按月向主管税务机关申请全额退还增值税增量留抵税额。其中所称增量留抵税额，是指与 2019 年 12 月底相比新增加的期末留抵税额。

要点提示：

省级及以上发展改革部门、工业和信息化部门确定的疫情防控重点保障物资生产企业，可以按月向主管税务机关申请全额退还增值税增量留抵税额，不受《财政部　税务总局　海关总署关于深化增值税改革有关政策的公告》（财政部　税务总局　海关总署公告 2019 年第 39 号）和《财政部　税务总局关于明确部分先进制造业增值税期末留抵退税政策的公告》（财政部税务总局公告 2019 年第 84 号）关于留抵退税条件的限制。

1. 增值税增量留抵税额计算，是与 2019 年 12 月底相比新增加的期末留抵税额，如 2019 年 12 月没有留抵税额，则 2019 年 12 月留抵税额按照 0 元计算。

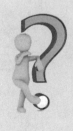

【例 4-4】疫情防控重点保障物资生产企业 2019 年 12 月增值税没有留抵税额，2020 年增量留抵税额如何计算？

某疫情防控重点保障物资生产企业 2019 年 12 月缴纳增值税，没有留抵，2020 年 1 月的留抵税额为 120 万元，则增值税增量留抵税额为 120 万元，2020 年 2 月的留抵税额为 160 万元，则增值税增量留抵税额为 160 万元。

2. 疫情防控重点保障物资生产企业允许退还的增量留抵税额为当期全部的增量留抵税额。不需要考虑进项构成是由增值税专用发票还是其他凭证抵扣形成，也不需要考虑进项构成比例。计算公式：

本月应退增量留抵退税额 = 本月增量留抵税额

= 本月留抵税额 −2019 年 12 月所属期留抵税额

【例 4-5】企业享受疫情防控重点保障物资生产企业留抵退税政策的时候，需要计算进项构成比例吗？

某新型冠状病毒检测试剂盒生产企业，已被工业和信息化部确定为疫情防控重点保障物资生产企业。企业 2019 年办理留抵退税时按照规定需要计算进项构成比例确定退税额。2020 年享受疫情防控重点保障物资生产企业留抵退税政策的时候，不需要计算进项构成比例。按照财政部、税务总局公告 2020 年第 8 号文件第二条规定，办理增量留抵退税的疫情防控重点保障物资生产企业，可全额退还其 2020 年 1 月 1 日以后形成的增值税增量留抵税额，不需要计算进项构成比例。这一政策实施的期限是自 2020 年 1 月 1 日起，截止日期视疫情情况另行公告。

3. 当期的期末留抵税额，不只包括企业生产疫情防控重点保障物资产生的期末留抵税额，是企业当期的全部期末留抵税额。

【例 4-6】疫情防控重点保障物资生产企业，2020 年生产期间购买了不动产，增值税增量留抵税额如何计算？

某疫情防控重点保障物资生产企业 2019 年 12 月期末留抵税额 80 万元，2020 年 3 月购买不动产，按规定取得不动产进项税额 300 万元，进行用途确认，2020 年 3 月形成进项税额留抵 320 万元，则增值税增量留抵税额为 240 万元。

4. 纳税人适用增值税增量留抵退税政策的，应在增值税纳税申报期内，完成本期增值税纳税申报后，向主管税务机关申请退还增量留抵税额。

5.疫情防控重点保障物资生产企业允许退还的增量留抵税额，可按月申请退还。

要点提示：

实践中，企业可参考表 4-1 适用增量留抵退税政策。

由表 4-1 可见，疫情防控重点保障物资生产企业的增量留抵退税政策，没有比例、额度、时间、纳税信用等级、行政处罚，以及即征即退、先征后返(退)的限制。

表 4-1　现行增量留抵退税政策比对

优惠主体	政策有效期	退税计算基数	退税比例	允许退还的留抵税额	条件	文件号
疫情防控重点保障物资生产企业	2020.1.1 起（截止时间视疫情情况另行公告）	增量留抵税额(与 2019 年 12 月底相比新增加的期末留抵税额)	100%	增量留抵税额	省级及以上发展改革部门、工业和信息化部门确定的名单内的疫情防控重点保障物资生产企业	财政部、税务总局公告 2020 年第 8 号
部分先进制造业（4 类）：国民经济行业分类为非金属矿物制品业、通用设备、专用设备、计算机、通信及其他电子设备	2019.6.1 起	增量留抵税额(与 2019 年 3 月底相比新增加的期末留抵税额)	进项构成比例	增量留抵税额 × 进项构成比例，其中，进项构成比例为 2019 年 4 月至申请退税前一税款所属期内已抵扣的增值税专用发票（含税控机动车销售统一发票）、海关进口增值税专用缴款书、解缴税款完税凭证注明的增值税额占同期全部已抵扣进项税额的比重	同时符合：1. 增量留抵税额大于零；2. 纳税信用等级为 A 级或者 B 级；3. 申请退税前 36 个月未发生骗取留抵退税、出口退税或虚开增值税专用发票情形；4. 申请退税前 36 个月未因偷税被税务机关处罚两次及以上；5. 自 2019 年 4 月 1 日起未享受即征即退、先征后返(退)政策	财政部、税务总局公告 2019 年第 84 号
不区分行业	2019.4.1 起	增量留抵税额（与 2019 年 3 月底相比新增加的期末留抵税额）	进项构成比例 ×60%	增量留抵税额 × 进项构成比例 ×60%，其中，进项构成比例为 2019 年 4 月至申请退税前一税款所属期内已抵扣的增值税专用发票（含税控机动车销售统一发票）、海关进口增值税专用缴款书、解缴税款完税凭证注明的增值税额占同期全部已抵扣进项税额的比重	同时符合：1. 自 2019 年 4 月税款所属期起，连续六个月（按季纳税的，连续两个季度）增量留抵税额均大于零，且第六个月增量留抵税额不低于 50 万元；2. 纳税信用等级为 A 级或者 B 级；3. 申请退税前 36 个月未发生骗取留抵退税、出口退税或虚开增值税专用发票情形；4. 申请退税前 36 个月未因偷税被税务机关处罚两次及以上的；5. 自 2019 年 4 月 1 日起未享受即征即退、先征后返(退)政策的	财政部、税务总局、海关总署公告 2019 年第 39 号

6.纳税申报。

企业应在收到税务机关准予留抵退税当期，以税务机关核准的允许退还的增量留抵税额冲减期末留抵税额，办理增值税纳税申报时，相应填写《增值税纳税申报表附列资料（二）（本期进项税额明细）》第23栏"上期留抵税额退税"。

【例4-7】疫情防控重点保障物资生产企业申请全额退还增值税增量留抵税额，如何进行纳税申报？

接【例4-6】该企业可在2020年4月规定申报期限内完成3月所属期的增值税纳税申报纳税，然后按照规定向主管税务机关申请增量留抵退税，申报向主管税务机关申请全额退还增值税增量留抵税额240万元，同时在5月规定申报期限内对4月所属期的增值税纳税申报纳税时，填写《增值税纳税申报表附列资料（二）（本期进项税额明细）》第23栏"上期留抵税额退税"栏240万元。

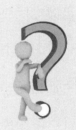

7.会计处理。

参考《财政部　国家税务总局关于退还集成电路企业采购设备增值税期末留抵税额的通知》（财税〔2011〕107号）第三条第二项规定，企业收到退税款项的当月，应将退税额从增值税进项税额中转出。

收到退还的期末留抵时：

借：银行存款

　　贷：应交税费——应交增值税（进项税额转出）

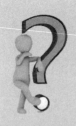

【例 4-8】疫情防控重点保障物资生产企业收到全额退还的增值税增量留抵税额，如何进行会计处理？

接【例 4-6】，企业 2020 年 4 月收到全额退还增值税增量留抵税额 240 万元，会计处理如下：

借：银行存款　　　　　　　　　　　　　　2400000

　　贷：应交税费——应交增值税（进项税额转出）　2400000

8. 留抵退税和出口业务的衔接。

纳税人出口货物劳务、发生跨境应税行为，适用免抵退税办法的，可以在同一申报期内，既申报免抵退税又申请办理留抵退税。

申请办理留抵退税的纳税人，出口货物劳务、跨境应税行为适用免抵退税办法的，应当按期申报免抵退税。当期可申报免抵退税的出口销售额为零的，应办理免抵退税零申报。

纳税人既申报免抵退税又申请办理留抵退税的，税务机关应先办理免抵退税。办理免抵退税后，纳税人仍符合留抵退税条件的，再办理留抵退税。

纳税人在同一申报期既申报免抵退税又申请办理留抵退税的，或者在纳税人申请办理留抵退税时存在尚未经税务机关核准的免抵退税应退税额的，应待税务机关核准免抵退税应退税额后，按最近一期《增值税纳税申报表（一般纳税人适用）》期末留抵税额，扣减税务机关核准的免抵退税应退税额后的余额确定允许退还的增量留抵税额。

税务机关核准的免抵退税应退税额，是指税务机关当期已核准，但纳税人尚未在《增值税纳税申报表（一般纳税人适用）》第15栏"免、抵、退应退税额"中填报的免抵退税应退税额。

【例4-9】企业留抵退税和免抵退税如何衔接？

某疫情防控重点保障物资生产出口企业适用增值税免抵退税办法，征税率13%，出口退税率为13%，2020年3月单证、信息齐全的出口货物销售额20万元，内销货物不含税销售额为180万元，国内购进一批原材料，增值税专用发票上注明的价款为1000万元，增值税额为130万元，上期留抵税额为0。企业于2020年4月5日进行内销业务申报，2020年4月15日申报免抵退税和留抵退税，于2020年4月21日，免抵退税应退税额经税务机关核准，于2020年4月28日留抵退税税务机关审核完毕。则：

3月所属期免抵退税额：20×13%=2.6（万元）

3月应纳增值税额：180×13%−130=−106.6（万元）

税务机关当期核准的免抵退应退税额2.6万元

3月期末实际留抵税额：106.6−2.6=104（万元）

企业在2020年4月30日留抵退税额为104万元。

（三）扩大产能新购置设备允许一次性税前扣除

对疫情防控重点保障物资生产企业为扩大产能新购置的相关设备，允许一次性计入当期成本费用在企业所得税税前扣除。

1.疫情防控重点保障物资生产企业名单，由省级及以上发展改革部门、工业和信息化部门确定。

2.设备的范围要求：疫情防控重点保障物资生产企业为扩大产能新购置的相关设备。

要点提示：

不符合条件的设备、器具可以按照《财政部 税务总局关于设备、器具扣除有关企业所得税政策的通知》（财税〔2018〕54号）相关规定一次性计入当期成本费用在计算应纳税所得额时扣除。即这两项政策可以同时享受。

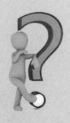

【例4-10】疫情防控重点保障物资生产企业2020年2月购置的不属于"生产企业为扩大产能新购置的相关设备"，是否可在税前扣除？

某疫情防控重点保障物资生产企业，2020年2月购置一辆企业日常经营活动中需要的小汽车，不含增值税的价款40万元，不属于"生产企业为扩大产能新购置的相关设备"，但可以按照《财政部 税务总局关于设备、器具扣除有关企业所得税政策的通知》（财税〔2018〕54号）相关规定一次性计入当期成本费用在计算应纳税所得额时扣除。

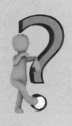

【例4-11】疫情防控重点保障物资生产企业为扩大产能新购置设备，生产保障物资也生产其他物资，是否可在税前扣除？

某企业属于财政部、税务总局公告2020年第8号文件中的疫情防控重点保障物资生产企业，为扩大产能新购置的相关设备，主要生产保障物资同时也生产与疫情无关的一些其他物资，是否允许一次性计入当期成本费用在企业所得税税前扣除？

答：可以一次性计入当期成本费用在企业所得税税前扣除。

3. 新购置的相关设备不一定是新的设备。

新购置的相关设备不一定是新的设备，"新购置"的"新"字，只是区别于企业原已购进的固定资产。不是要求企业必须购进全新的固定资产，而是指企业的购进行为是新近发生的。只要购进行为发生在2020

年 1 月 1 日以后，就符合政策规定的行为要求。

"购置"包括以货币形式购进或自行建造两种形式，与单位价值 500 万元以下设备、器具一次性税前扣除政策口径保持统一，如融资租赁不属于上述两种形式，所以企业是通过融资租赁方式取得的设备，不能适用疫情防控重点保障物资生产企业一次性税前扣除政策。

【例 4-12】疫情防控重点保障物资生产企业 2020 年 2 月为提高生产能力购置二手生产设备，是否适用一次性税前扣除政策？

某公司是一家疫情防控重点保障物资生产企业，2020 年 2 月为了提高生产能力购置了一台二手生产设备，购进的这台二手设备也是符合财政部、税务总局公告 2020 年第 8 号文件规定的，则可以适用一次性税前扣除政策。

4. 新购置的相关设备没有单位价值限制。

财政部、税务总局公告 2020 年第 8 号文件对新购置的相关设备没有单位价值限制，无论单位价值是否超过 500 万元，均能在税前一次性扣除。这是与现行企业新购进的单位价值 500 万元以下设备、器具一次性税前扣除优惠政策的区别之一。

【例 4-13】疫情防控重点保障物资生产企业购置的生产设备，单位价值超过 500 万元，是否适用一次性税前扣除政策？

某公司是一家疫情防控重点保障物资生产企业，2020 年 2 月为了提高生产能力购置了生产设备，该设备单位价值为 600 万元。财政部、税务总局公告 2020 年第 8 号文件对新购置的相关设备没有单位价值的限制，企业购进设备可以适用一次性税前扣除政策。

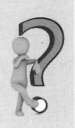

5. 企业在会计处理上是否采取一次性税前扣除方法，不影响企业享受一次性税前扣除政策；企业在享受一次性税前扣除政策时，会计处理不需要同时采取与税收上相同的折旧方法。

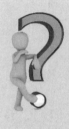

【例 4-14】疫情防控重点保障物资生产企业新购进生产设备，享受一次性税前扣除政策如何进行会计处理？

某公司是一家疫情防控重点保障物资生产企业（一般纳税人），为扩大产能，2020 年 2 月新购入一台生产设备，支付价款 600 万元（不含增值税），取得增值税专用发票注明税款 78 万元，按规定抵扣增值税进项税额，会计上按照直线法计提折旧，折旧年限为 10 年，假设残值为 0，税法上 2020 年享受一次性税前扣除政策。企业所得税税率为 25%，不考虑其他情况，会计处理如下：

（1）2020 年 2 月新购入设备：

借：固定资产——设备   6000000

  应交税费——应交增值税（进项税额） 780000

   贷：银行存款   6780000

（2）2020 年 3 月及以后折旧期限内每月计提折旧：

借：生产成本等   50000（600 万元 ÷10÷12）

   贷：累计折旧   50000

（3）企业所得税的纳税调整：

会计上 2020 年度计提折旧 50 万元（5 万元 ×10 个月），2020 年税前一次性扣除 600 万元、2021 年度及以后年度税前扣除折旧为 0。

【延伸】2020 年度允许税前扣除大于会计上计提折旧，进行纳税调减 550 万元；2021 年度及以后年度，允许税前扣除小于会计上计提折旧，则要按规定进行纳税调增，其中 2021 年度至 2028 年度，每年应调整应纳税所得额 60 万元，2029 年度应调整应纳税所得额 10 万元，具体调增如表 4-2 所示。

表 4-2　企业 2020-2029 年纳税调整情况

单位：万元

年度	税前扣除额	会计计提折旧额	纳税调增额
2020	600	50	纳税调减 550
2021-2028	0	60（每年）	纳税调增 60（每年）
2029	0	10	纳税调增 10

（4）由于形成应纳税暂时性差异，形成的是递延所得税负债，其中 2020 年应调减应纳税所得额 550 万元（600-50）：

借：应交税费——应交企业所得税　　1375000（550 万元 ×25%）

　　贷：递延所得税负债　　　　　　　　　　　　　　1375000

2021 年度至 2028 年度，应调整应纳税所得额 60 万元，递延所得税会计处理：

借：递延所得税负债　　　　　　　150000（60 万元 ×25%）

　　贷：应交税费——应交企业所得税　　　　　　　　150000

另 2029 年度，会计上计提折旧 10 万元，则递延所得税会计处理：

借：递延所得税负债　　　　　　　25000（10 万元 ×25%）

　　贷：应交税费——应交企业所得税　　　　　　　　25000

6. 企业在预缴时即可享受。

对于疫情防控重点保障物资生产企业新购置设备一次性税前扣除的政策，企业在预缴时即可享受。

7. 纳税申报。

企业在纳税申报时将相关情况填入企业所得税纳税申报表"固定资产一次性扣除"行次。

企业享受扩大产能新购置的相关设备一次性计入当期成本费用在企业所得税税前扣除政策的，月（季）度预缴申报时应在《固定资产加速折旧（扣除）优惠明细表》（A201020）第4行"二、固定资产一次性扣除"填报相关情况；年度纳税申报时应在《资产折旧、摊销及纳税调整明细表》（A105080）第10行"（三）固定资产一次性扣除"填报相关情况。

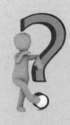

【例4-15】疫情防控重点保障物资生产企业新购进生产设备，享受一次性税前扣除政策如何进行会计处理？

接【例4-14】假设企业按季进行企业所得税预缴申报，2020年第一季度预缴申报时应在《固定资产加速折旧（扣除）优惠明细表》（A201020）第4行"二、固定资产一次性扣除"填报，不考虑其他情况，如表4-3所示。

表4-3　　A201020　固定资产加速折旧（扣除）优惠明细表

单位：万元

行次	项目	资产原值	本年累计折旧（扣除）金额				
			账载折旧金额	按照税收一般规定计算的折旧金额	享受加速折旧优惠计算的折旧金额	纳税调减金额	享受加速折旧优惠金额
		1	2	3	4	5	6（4-3）
1	一、固定资产加速折旧（不含一次性扣除，2+3）						
2	（一）重要行业固定资产加速折旧						
3	（二）其他行业研发设备加速折旧						
4	二、固定资产一次性扣除	600	5	5	600	595	595
5	合计（1+4）						

备注：自固定资产开始计提折旧起，在"税收折旧"小于等于"一般折旧"的折旧期内，不填报本表。

企业年度纳税申报时应在《资产折旧、摊销及纳税调整明细表》（A105080）第3行"（二）飞机、火车、轮船、机器、机械和其他生产设备"和第10行"（三）固定资产一次性扣除"填报相关情况，不考虑其他情况，如表4-4所示。

表 4-4   A105080   资产折旧、摊销及纳税调整明细表

单位：万元

行次	项目	账载金额			税收金额					纳税调整金额
		资产原值	本年折旧、摊销额	累计折旧、摊销额	资产计税基础	税收折旧、摊销额	享受加速折旧政策的资产按税收一般规定计算的折旧、摊销额	加速折旧、摊销统计额 7=5-6	累计折旧、摊销额	9(2-5)
		1	2	3	4	5	6	7＝5-6	8	9(2-5)
1	一、固定资产（2+3+4+5+6+7）						*	*		
2	（一）房屋、建筑物						*	*		
3	（二）飞机、火车、轮船、机器、机械和其他生产设备						*	*		
4	（三）与生产经营活动有关的器具、工具、家具等						*	*		
5	（四）飞机、火车、轮船以外的运输工具						*	*		
6	（五）电子设备						*	*		
7	（六）其他						*	*		
8	其中：享受固定资产加速折旧及一次性扣除政策的资产（一）重要行业固定资产加速折旧（不含一次性扣除）							*		*
9	（二）其他行业研发设备加速折旧									*
10	（三）固定资产一次性扣除	600	50	50	600	50	600	550	50	*
11	（四）技术进步、更新换代固定资产									*
12	（五）常年强震动、高腐蚀固定资产									*
13	折旧额大于一般折旧额的部分（六）外购软件折旧									*
14	（七）集成电路企业生产设备									*

8. 留存备查资料。

根据《企业所得税优惠政策事项办理办法》（国家税务总局公告2018 年第 23 号印发）规定，企业所得税优惠事项全部采用"自行判别、申报享受、相关资料留存备查"的办理方式。因此，疫情防控重点保障物资生产企业享受一次性扣除政策的，无需履行相关手续，按规定归集和留存备查资料即可。

要点提示：

 享受疫情防控重点保障物资生产企业新购置设备一次性税前扣除政策的留存资料：①有关固定资产购进时点的资料；②固定资产记账凭证；③核算有关资产税务处理与会计处理差异的台账等。

企业享受税收优惠的相关资料，应当从企业享受优惠事项当年的企业所得税汇算清缴期结束次日起在 10 年内留存备查。

9. 企业可自主选择享受一次性税前扣除政策，但未选择的不得变更。

疫情防控重点保障物资生产企业新购置设备适用一次性税前扣除的政策的，在优惠政策的执行等方面参照《国家税务总局关于设备器具扣除有关企业所得税政策执行问题的公告》（国家税务总局公告2018 年第 46 号）的规定执行。

实行一次性税前扣除政策后，纳税人可能会由于税前扣除的固定资产与财务核算的固定资产折旧费用不同，而产生复杂的纳税调整问题，加之一些固定资产核算期限较长，也会增加会计核算负担和遵从风险。对于短期无法实现盈利的亏损企业而言，选择实行一次性税前扣除政策会进一步加大亏损，且由于税法规定的弥补期限的限制，该亏损可能无法得到弥补，实际上减少了税前扣除额。此外，企业在定期减免税期间往往不会选择一次性税前扣除政策。考虑到享受税收优惠是纳税人的一项权利，纳税人可以自主选择是否享受优惠，

要点提示：

 《国家税务总局关于设备　器具扣除有关企业所得税政策执行问题的公告》（国家税务总局公告 2018 年第 46 号）明确，未选择享受一次性税前扣除政策的，以后年度不得再变更。需要注意的是，以后年度不得再变更的规定是针对单个固定资产而言，单个固定资产未选择享受的，不影响其他固定资产选择享受一次性税前扣除政策。

企业复工复产涉税政策
及实务解析

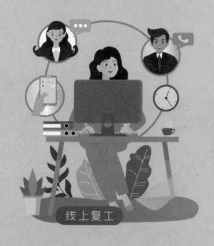

线上复工

支持企业复工复产的税收优惠政策主要涉及四个方面：**一是**受疫情影响较大的困难行业企业 2020 年度发生的亏损，最长结转年限由 5 年延长至 8 年；**二是**受疫情影响企业产生的损失按规定税前扣除；**三是**受疫情影响较大的困难行业企业可申请房产税和城镇土地使用税等税费减免；**四是** 2020 年 2 月纳税申报期限延长，2 月 28 日仍无法办理纳税申报或延期申报的纳税人，可在及时向税务机关书面说明正当理由后，补办延期申报手续并同时办理纳税申报，税务机关依法对其不加收税款滞纳金、不给予行政处罚、不调整纳税信用评价、不认定为非正常户。

📖 政策规定

▶▶▶《财政部　税务总局关于支持新型冠状病毒感染的肺炎疫情防控有关税收政策的公告》（财政部　税务总局公告 2020 年第 8 号，以下简称财政部、税务总局公告 2020 年第 8 号文件）规定，受疫情影响较大的困难行业企业 2020 年度发生的亏损，最长结转年限由 5 年延长至 8 年。

困难行业企业，包括交通运输、餐饮、住宿、旅游（指旅行社及相关服务、游览景区管理两类）四大类，具体判断标准按照现行《国民经济行业分类》执行。困难行业企业 2020 年度主营业务收入须占收入总额（剔除不征税收入和投资收益）的 50% 以上。

实务解析

（一）困难行业企业 2020 年度亏损结转年限延长至 8 年

1. 困难行业企业的判断。

困难行业企业，包括交通运输、餐饮、住宿、旅游（指旅行社及相关服务、游览景区管理两类）四大类，具体判断标准按照现行《国民经济行业分类》(GB/T 4754-2017)执行，其中《国民经济行业分类》(GB/T 4754-2017) 可以通过国家统计局官方网站"统计数据"–"统计标准"栏目（ http://www.stats.gov.cn/tjsj/tjbz/)查询，或者扫描下列二维码识别网址。

2. 收入占比。

困难行业企业 2020 年度主营业务收入占当年收入总额扣除不征税收入和投资收益后余额的比例，应在 50% 以上。

《企业所得税法》第六条规定，企业以货币形式和非货币形式从各种来源取得的收入，为收入总额。包括：①销售货物收入；②提供劳务收入；③转让财产收入；④股息、红利等权益性投资收益；⑤利息收入；⑥租金收入；⑦特许权使用费收入；⑧接受捐赠收入；⑨其他收入。

实践中，在计算收入总额时，应注意收入总额的完整性和准确性，税收上确认的收入总额不能简单等同于会计收入，重点关注税会收入确认差异及调整情况。

收入总额应按《企业所得税法》第六条的规定计算。从收入总额中减除的投资收益包括税法规定的股息、红利等权益性投资收益以及股权转让所得。则困难行业企业计算收入占比公式：

收入占比 =2020 年度主营业务收入 ÷2020 年度（销售货物收入 + 提供劳务收入 + 转让财产收入 + 利息收入 + 租金收入 + 特许权使用费收入 + 接受捐赠收入 + 其他收入 − 不征税收入）

【例 5-1】企业如何计算主营业务收入占比？

某酒店企业 2020 年主营业务收入中：住宿业收入为 600 万元，餐饮收入为 400 万元，会议服务收入 280 万元。另其他业务（房屋租金）收入为 200 万元，取得不征税收入 80 万元，不动产转让收入 800 万元，取得投资收益分红收入 320 万元，则：

主营业务收入占比 =（600+400+280）÷（600+400+280+200+800）=56.14%

特别提醒，计算占比时分母是收入总额扣除不征税收入和投资收益后余额。如果没有剔除则占比 47.76%，不符合困难行业企业的收入占比条件。

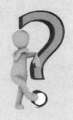

3. 2020 年度发生亏损享受亏损结转年限由 5 年延长至 8 年政策。

理解该条规定需把握两个关键点：一是 2020 年度发生的亏损才能享受亏损结转年限由 5 年延长至 8 年政策，企业 2019 年度发生亏损还是按照正常结转年限期限 5 年；二是结转年限是从 2021 年度开始计算 8 年，即到 2028 年度。

4. 如何享受政策。

纳税人应自行判断是否属于困难行业企业，且主营业务收入占比符合要求。2020 年度发生亏损享受亏损结转年限由 5 年延长至 8 年政策的，应在 2020 年度企业所得税汇算清缴时，通过电子税务局提交《适用延长亏损结转年限政策声明》（以下简称《声明》）。纳税人应在《声明》填入纳税人名称、纳税人识别号（统一社会信用代码）、所属的具体行业三项信息，并对其符合政策规定、主营业务收入占比符合要求、勾选的所属困难行业等信息的真实性、准确性、完整性负责。

（二）受疫情影响产生的损失可按规定税前扣除

1. 产生的存货等损失。

▶▶▶《营业税改征增值税试点实施办法》（财税〔2016〕36 号印发）第二十八条规定，非正常损失，是指因管理不善造成货物被盗、丢失、霉烂变质，以及因违反法律法规造成货物或者不动产被依法没收、销毁、拆除的情形。

▶▶▶《企业资产损失所得税税前扣除管理办法》（国家税务总局公告 2011 年第 25 号印发）规定，准予在企业所得税税前扣除的资产损失，是指企业在实际处置、转让上述资产过程中发生的合理损失，以及企业虽未实际处置、转让上述资产，但符合规定条件计算确认的损失。

▶▶▶《国家税务总局关于企业所得税资产损失资料留存备查有关事项的公告》（国家税务总局公告 2018 年第 15 号）规定，企业发生资产损失，仅需填报企业所得税年度纳税申报表《资产损失税前扣除及纳税调整明细表》，不再报送资产损失相关资料。相关资料由企业留存备查。

2020 年，企业由于疫情影响产生的正常经营损失（不含因违反法律法规造成货物或者不动产被依法没收、销毁、拆除的情形），不属于增值税相关规定的非正常损失，不需要进项税额转出，可以按规定作为损失在企业所得税税前扣除。

实践中，企业所得税资产损失应把握以下几个关键点：

（1）明确企业资产损失中的资产定义。

资产损失中的资产，是指企业拥有或者控制的、用于经营管理活动相关的资产，包括现金、银行存款、应收及预付款项（包括应收票据、各类垫款、企业之间往来款项）等货币性资产，存货、固定资产、无形资产、在建工程、生产性生物资产等非货币性资产，以及债权性投资和股权（权益）性投资。

（2）资产损失的分类。

按照企业所得税分类管理的原则，资产损失分类为实际资产损失和法定资产损失。实际资产损失是指企业在实际处置、转让上述资产过程中发生的合理损失。法定资产损失是指企业虽未实际处置、转让上述资产，但符合规定条件计算确认的损失。

（3）资产损失扣除年度。

企业实际资产损失，应当在其实际发生且会计上已作损失处理的年度申报扣除。企业以前年度发生的资产损失未能在当年税前扣除的，属于实际资产损失，准予追补至该项损失发生年度扣除，其追补确认期限一般不得超过5年。

法定资产损失，应当在企业向主管税务机关提供证据资料证明该项资产已符合法定资产损失确认条件，且会计上已作损失处理的年度申报扣除。企业以前年度发生的资产损失未能在当年税前扣除的，属于法定资产损失，只能在申报年度扣除，不存在追补扣除问题。

（4）资产损失如何申报。

企业向税务机关申报扣除资产损失，仅需填报企业所得税年度纳税申报表《资产损失税前扣除及纳税调整明细表》，不再报送资产损失相关资料。相关资料由企业留存备查。

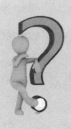

【例5-2】受疫情影响，餐饮企业因酒店停业，造成食材过期变质，其增值税进项税额是否可以抵扣？

某餐饮企业，2020年春节前准备了食材，供预订酒席等经营活动使用，受疫情影响酒店停业，购进部分新鲜食材已变质，因疫情造成食材过期变质损失，属不可抗力，其增值税进项税额是可以抵扣的。

食材属于餐饮企业的存货，发生变质的情况，可以根据《企业资产损失所得税税前扣除管理办法》（国家税务总局公告2011年第25号印发）的相关规定进行税前扣除。

2. 由于疫情产生的违约金和开具红字发票。

▶▶▶《企业所得税法》第十条第四项规定，罚金、罚款和被没收财物的损失在计算应纳税所得额时不得扣除。

▶▶▶《国家税务总局关于修订企业所得税年度纳税申报表有关问题的公告》（国家税务总局公告 2019 年第 41 号）规定，"A105000《纳税调整项目明细表》填报说明"中第 19 行"（七）罚金、罚款和被没收财物的损失"：第 1 列"账载金额"填报纳税人会计核算计入当期损益的罚金、罚款和被没收财物的损失，不包括纳税人按照经济合同规定支付的违约金（包括银行罚息）、罚款和诉讼费。第 3 列"调增金额"填报第 1 列金额。

▶▶▶《增值税暂行条例》第一条规定，在中华人民共和国境内销售货物或者加工、修理修配劳务，销售服务、无形资产、不动产以及进口货物的单位和个人，为增值税的纳税人，应当依照规定缴纳增值税。

▶▶▶《企业所得税税前扣除凭证管理办法》（国家税务总局公告 2018 年第 28 号印发）规定，企业在境内发生的支出项目属于增值税应税项目（以下简称应税项目）的，对方为已办理税务登记的增值税纳税人，其支出以发票（包括按照规定由税务机关代开的发票）作为税前扣除凭证；对方为依法无需办理税务登记的单位或者从事小额零星经营业务的个人，其支出以税务机关代开的发票或者收款凭证及内部凭证作为税前扣除凭证，收款凭证应载明收款单位名称、个人姓名及身份证号、支出项目、收款金额等相关信息。

企业在境内发生的支出项目不属于应税项目的，对方为单位的，以对方开具的发票以外的其他外部凭证作为税前扣除凭证；对方为个人的，以内部凭证作为税前扣除凭证。

企业在境内发生的支出项目虽不属于应税项目，但按税务总局规定可以开具发票的，可以发票作为税前扣除凭证。

企业从境外购进货物或者劳务发生的支出，以对方开具的发票或者具有发票性质的收款凭证、相关税费缴纳凭证作为税前扣除凭证。

▶▶▶《国家税务总局关于红字增值税发票开具有关问题的公告》（国家税务总局公告 2016 年第 47 号）规定，增值税一般纳税人开具增值税专用发票（以下简称专用发票）后，发生销货退回、开票有误、应税服务中止等情形但不符合发票作废条件，或者因销货部分退回及发生销售折让，需要开具红字专用发票的，可以按规定开具红字专用发票。

根据上述规定，企业因受疫情影响，按照经济合同规定支付的违约金（包括银行罚息）、罚款和诉讼费可以按规定税前扣除。如支付的违约金和罚款属于增值税应税项目以发票（包括按照规定由税务机关代开的发票）作为税前扣除凭证，不属于增值税应税项目以对方开具的发票以外的其他外部凭证或内部凭证作为税前扣除凭证。

要点提示：

企业因受疫情影响，发生销货退回、开票有误、应税服务中止等情形但不符合发票作废条件，可以按规定开具红字专用发票。

【例5-3】旅行社企业由于疫情原因，已经开票申报增值税的订单取消，是否可以开具增值税红字发票？

某家旅行社企业，客户2019年12月预定的行程已付款，2019年12月已经开票申报增值税，假期由于疫情特殊情况，订单取消，则按照现行规定，可以开具增值税红字发票。通过申报，实现本期销售额和税额的抵减，如果出现抵减不完的情况，主管税务局会予以退还。

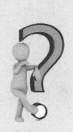

（三）受疫情影响申请房产税和城镇土地使用税等税费减免

1.申请房产税减免。

《中华人民共和国房产税暂行条例》第六条规定，除条例第五条规定者外，纳税人纳税确有困难的，可由省、自治区、直辖市人民政府确定，定期减征或者免征房产税。

要点提示：

纳税人可关注各省市为保障防控疫情重点企业生产经营，解决受疫情影响较大的中小企业生产经营困难而制定优惠政策措施，申请税收减免。

【举例说明】上海市规定：疫情防控期间，对于房产或土地被政府应急征用的企业，缴纳房产税、城镇土地使用税确有困难的，可申请减免相应的房产税、城镇土地使用税。

浙江省规定：因疫情导致生产经营受到重大影响，缴纳房产税、城镇土地使用税确有困难的，可申请房产税、城镇土地使用税困难减免。

2.申请城镇土地使用税减免。

《国家税务总局关于下放城镇土地使用税困难减免税审批权限有

关事项的公告》（国家税务总局公告 2014 年第 1 号）规定，自 2014 年 1 月 1 日起，城镇土地使用税申请困难减免税的情形、办理流程、时限及其他事项由省税务机关确定。

要点提示：

 纳税人可关注各省市为保障防控疫情重点企业生产经营，解决受疫情影响较大的中小企业生产经营困难而制定优惠政策措施，申请税收减免。

3. 申请车船税减免。

《中华人民共和国车船税法实施条例》第十条规定，对受地震、洪涝等严重自然灾害影响纳税困难以及其他特殊原因确需减免税的车船，可以在一定期限内减征或者免征车船税。具体减免期限和数额由省、自治区、直辖市人民政府确定，报国务院备案。

4. 免征政府性基金。

《财政部　国家税务总局关于扩大有关政府性基金免征范围的通知》（财税〔2016〕12 号）规定，自 2016 年 2 月 1 日起，按月纳税的月销售额或营业额不超过 10 万元，以及按季度纳税的季度销售额或营业额不超过 30 万元的缴纳义务人（含一般纳税人）免征教育费附加、地方教育附加、水利建设基金。

5. 免征残疾人就业保障金。

《财政部关于调整残疾人就业保障金征收政策的公告》（财政部公告 2019 年第 98 号）规定，自 2020 年 1 月 1 日起至 2022 年 12 月

31 日，对残疾人就业保障金实行分档减缴政策。其中：用人单位安排残疾人就业比例达到 1%（含）以上，但未达到所在地省、自治区、直辖市人民政府规定比例的，按规定应缴费额的 50% 缴纳残疾人就业保障金；用人单位安排残疾人就业比例在 1% 以下的，按规定应缴费额的 90% 缴纳残疾人就业保障金。

自 2020 年 1 月 1 日起至 2022 年 12 月 31 日，在职职工人数在30 人（含）以下的企业，暂免征收残疾人就业保障金。

6. 免征航空公司应缴纳的民航发展基金。

《财政部　国家发展改革委关于新型冠状病毒感染的肺炎疫情防控期间免征部分行政事业性收费和政府性基金的公告》（财政部　国家发展改革委公告 2020 年第 11 号）规定，自 2020 年 1 月 1 日起免征航空公司应缴纳的民航发展基金，截止日期视疫情情况另行公告。

7. 加大对个体工商户扶持力度。

《市场监管总局　发展改革委　财政部　人力资源社会保障部商务部　人民银行关于应对疫情影响、加大对个体工商户扶持力度的指导意见》（国市监注〔2020〕38 号）规定，对疫情期间为个体工商户减免租金的大型商务楼宇、商场、市场和产业园区等出租方，当年缴纳房产税、城镇土地使用税确有困难的，可申请困难减免。政府机关所属事业单位、国有企业法人性质的产品质量检验检测机构、认证认可机构，减免个体工商户疫情期间的相关检验检测和认证认可费用。

对承租行政事业单位房屋资产、政府创办创业园、孵化园、商品交易市场、创业基地和国有企业出租的经营用房的个体工商户，鼓励各地结合实际情况进行租金减免。承租其他经营用房或摊位的，各地可以结合实际出台相关优惠、奖励和补贴政策，鼓励业主为租户减免租金。

8. 其他各省市结合自身情况制定的税费减免。

【举例说明】四川省规定：对于纳入支持的疫情防控物资生产企业，在疫情防控期间生产的产品，其应缴纳的增值税、所得税，按国家政策规定予以减免，或按其缴纳额，通过财政支出方式，予以全额补助；需缴纳的相关费用全部免除。

内蒙古自治区规定：实施失业保险援企稳岗政策，对不裁员或少裁员的参保企业，可返还其上年度实际缴纳失业保险费的50%；对面临暂时性经营困难的中小企业，返还标准提高到上年度6个月企业及其职工缴纳社会保险费的50%，政策执行期限按照国家有关规定确定。

（四）2020 年 2 月和 3 月纳税申报期限延长

《国家税务总局关于进一步延长 2020 年 2 月份纳税申报期限有关事项的通知》（税总函〔2020〕27 号）规定，对按月申报的纳税人，除湖北省外，纳税申报期限进一步延至 2020 年 2 月 28 日（星期五）；受疫情影响到 2 月 28 日仍无法办理纳税申报或延期申报的纳税人，可在及时向税务机关书面说明正当理由后，补办延期申报手续并同时办理纳税申报。税务机关依法对其不加收税款滞纳金、不给予行政处罚、不调整纳税信用评价、不认定为非正常户。纳税人应对其书面说明的正当理由的真实性负责。

【提醒】按照国家税务总局有关要求以及湖北省人民政府关于全省企业复工的时间安排，湖北省按月申报的纳税人 2 月份纳税申报在 2020 年 3 月 6 日前不能办理的，可在 3 月 31 日前继续办理。

根据《国家税务总局关于延长 2020 年 3 月纳税申报期限有关事项的通知》（税总函〔2020〕37 号）规定，对按月申报的纳税人，在全国范围内将纳税申报期限由 3 月 16 日延长至 3 月 23 日；对 3 月 23 日仍处于疫情防控一级响应的地区，可再适当延长纳税申报期限，由省税务局依法按规定明确适用范围和截止日期。纳税人受疫情影响，在 2020 年 3 月纳税申报期限内办理申报仍有困难的，可以依法向税务机关申请办理延期申报。

《国家税务总局关于延长 2019 年度代扣代收代征税款手续费申报期限的通知》（税总函〔2020〕43 号）规定，延长 2019 年度代扣代缴、代收代缴和委托代征税款手续费申报期限，由 2020 年 3 月 30 日延长至 5 月 30 日。

要点提示：

 实践中，需要提醒纳税人，受疫情影响到 2 月 28 日仍无法办理纳税申报或延期申报的纳税人，可在及时向税务机关书面说明正当理由（《关于补办延期申报手续并同时办理纳税申报说明》参考样式如下）。

关于补办延期申报手续并同时办理纳税申报说明

（供参考）

纳税人名称：

纳税人识别号（统一社会信用代码）：

本企业因本次新冠肺炎疫情，受到的具体影响是：×××××（比如到×月×日才复工、多少员工无法及时按时返工等）；目前企业面临的问题和困难是：×××××（比如开工不足×%、营收或利润下滑×%等）；产生的后果是：×××××（比如现金流短缺、工资无法发放等）。

上述情况导致我企业到2020年2月28日仍无法办理2020年1月份纳税申报或延期申报，特此说明。

我企业承诺上述情况真实的、准确的、完整的，并承诺在2020年×月×日前完成补缴手续。

年　月　日

（纳税人签章）

阶段性减免社会保险费政策
及实务解析

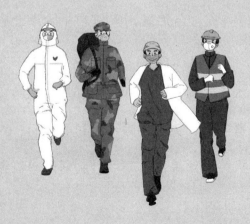

疫情防控期间阶段性减免企业社会保险费的政策主要涉及三个方面：**一是**阶段性减免企业基本养老保险、失业保险、工伤保险单位缴费部分；**二是**阶段性减征职工基本医疗保险单位缴费；**三是**受疫情影响生产经营出现严重困难的企业，可申请缓缴社会保险费，缓缴期间免收滞纳金。

📖 **政策规定**

▶▶▶ 《人力资源社会保障部　财政部　税务总局关于阶段性减免企业社会保险费的通知》（人社部发〔2020〕11号）规定：

1. 自2020年2月起，各省、自治区、直辖市（除湖北省外）及新疆生产建设兵团（以下统称省）可根据受疫情影响情况和基金承受能力，免征中小微企业基本养老保险、失业保险、工伤保险（以下简称三项社会保险）单位缴费部分，免征期限不超过5个月；对大型企业等其他参保单位（不含机关事业单位）三项社会保险单位缴费部分可减半征收，减征期限不超过3个月。

2. 自2020年2月起，湖北省可免征各类参保单位（不含机关事业单位）三项社会保险单位缴费部分，免征期限不超过5个月。

3. 受疫情影响生产经营出现严重困难的企业，可申请缓缴社会保险费，缓缴期限原则上不超过 6 个月，缓缴期间免收滞纳金。

4. 各省根据《中小企业划型标准规定》（工信部联企业〔2011〕300 号印发）等有关规定，结合本省实际确定减免企业对象，并加强部门间信息共享，不增加企业事务性负担。

5. 要确保参保人员社会保险权益不受影响，企业要依法履行好代扣代缴职工个人缴费的义务，社保经办机构要做好个人权益记录工作。

▶▶▶ 《国家医保局　财政部　税务总局关于阶段性减征职工基本医疗保险费的指导意见》（医保发〔2020〕6 号）指导意见如下：

1. 自 2020 年 2 月起，各省、自治区、直辖市及新疆生产建设兵团（以下统称省）可指导统筹地区根据基金运行情况和实际工作需要，在确保基金收支中长期平衡的前提下，对职工医保单位缴费部分实行减半征收，减征期限不超过 5 个月。

2. 原则上，统筹基金累计结存可支付月数大于 6 个月的统筹地区，可实施减征；可支付月数小于 6 个月但确有必要减征的统筹地区，由各省指导统筹考虑安排。缓缴政策可继续执行，缓缴期限原则上不超过 6 个月，缓缴期间免收滞纳金。

▶▶▶ 《住房和城乡建设部　财政部　人民银行关于妥善应对新冠肺炎疫情实施住房公积金阶段性支持政策的通知》（建金〔2020〕23 号）规定：

1. 受新冠肺炎疫情影响的企业，可按规定申请在 2020 年 6 月 30

日前缓缴住房公积金，缓缴期间缴存时间连续计算，不影响职工正常提取和申请住房公积金贷款。

2. 受新冠肺炎疫情影响的职工，2020 年 6 月 30 日前住房公积金贷款不能正常还款的，不作逾期处理，不作为逾期记录报送征信部门，已报送的予以调整。对支付房租压力较大的职工，可合理提高租房提取额度、灵活安排提取时间。

3. 经认定的新冠肺炎疫情严重和较严重地区，企业在与职工充分协商的前提下，可在 2020 年 6 月 30 日前自愿缴存住房公积金。继续缴存的，自主确定缴存比例；停缴的，停缴期间缴存时间连续计算，不影响职工正常提取住房公积金和申请住房公积金贷款。

实务解析

（一）阶段性减免养老保险、失业保险、工伤保险单位缴费部分

1. 针对养老、失业、工伤保险的三项社保的单位缴费实行免征或减半征收。

《中华人民共和国社会保险法》（以下简称《社会保险法》）规定，职工应当参加基本养老保险、职工基本医疗保险、失业保险、工伤保险和生育保险。其中企业基本养老保险、医疗保险、失业保险由用人单位

和职工按照国家规定共同缴纳，工伤保险、生育保险全部由用人单位承担，由用人单位按照国家规定缴纳。根据《国务院办公厅关于全面推进生育保险和职工基本医疗保险合并实施的意见》（国办发〔2019〕10号），2019年底前实现生育保险和职工基本医疗保险合并实施。生育保险基金并入职工基本医疗保险基金，统一征缴，统筹层次一致。个人仍不缴纳生育保险费。

要点提示：

 《人力资源社会保障部　财政部　税务总局关于阶段性减免企业社会保险费的通知》（人社部发〔2020〕11号）中阶段性减免的三项保险是：养老、失业、工伤保险单位缴费部分，不含个人缴费部分，如表6-1所示。

2. 阶段性减免期限。

自2020年2月起，免征的期限不超过5个月，即免征的政策可以执行到2020年6月。

自2020年2月起，对湖北以外的全国其他省份对大型企业等其他参保单位的三项社保单位缴费可减半征收，减征的期限不超过3个月。

要点提示：

 "自2020年2月起"中的"2020年2月"是指三项社保所属时期为2月，不是2月份申报缴纳的三项社保，实践中有的地区是当月缴纳当月三项社保，有的地区是当月缴纳上月三项社保。①

---

① 2020年2月20日，在国务院应对新型冠状病毒感染肺炎疫情联防联控机制新闻发布会上，国家税务总局副局长王陆进表示，对于有的企业2月已经缴纳了有关费款，将按照规定进行退抵，作出妥善处理，实实在在地缓解企业经营困难。

具体来说，湖北省以外的其他省份可免征中小微企业三项社会保险的单位缴费部分，免征期不超过 5 个月，也就是说免征政策可以执行到 2020 年 6 月；可减半征收大型企业等其他单位（不含机关事业单位）三项社会保险的单位缴费部分，减征期不超过 3 个月，也就是说减征政策可以执行到 2020 年 4 月。湖北省对各类参保单位（不含机关事业单位）可免征三项社会保险的单位缴费部分，免征期限不超过 5 个月，也就是说免征政策可以执行到 2020 年 6 月（见表6-1）。

减免政策要严格界定为费款所属期的三项社会保险费，参保单位补缴减免政策实施前的欠费，预缴减免政策终止后的社会保险费，均不属于此次减免政策范围。

表 6-1 　　阶段性减免三项保险的企业、时间及内容

省市	企业类型	时间	减免内容
湖北外各省份	中小微企业	不超过 5 个月	减免企业养老、失业、工伤保险单位缴费
	大型企业	不超过 3 个月	减半企业养老、失业、工伤保险单位缴费
湖北省	全部企业	不超过 5 个月	减免企业养老、失业、工伤保险单位缴费

3. 湖北以外的全国其他省份按企业划型标准分类减免三项社会保险单位缴费部分。可免征三项社会保险单位缴费部分的单位范围包括各类中小微企业，以单位方式参保的个体工商户，参照中小微企业享受减免政策。各类大型企业，民办非企业单位、社会团体等各类社会组织可减半征收三项社会保险单位缴费部分。

（1）由于机关事业单位不涉及经营问题，受疫情影响较小，因此不纳入此次减免政策的范围。

（2）中小微企业和大型企业按照《中小企业划型标准规定》（工信部联企业〔2011〕300号印发）相关文件规定判定。参考标准见表6-2。

表6-2　　　统计上大中小微型企业划分标准

行业名称	指标名称	计量单位	大型	中型	小型	微型
农、林、牧、渔业	营业收入(Y)	万元	Y ≥ 20000	500 ≤ Y < 20000	50 ≤ Y < 500	Y < 50
工业 *	从业人员(X)	人	X ≥ 1000	300 ≤ X < 1000	20 ≤ X < 300	X < 20
	营业收入(Y)	万元	Y ≥ 40000	2000 ≤ Y < 40000	300 ≤ Y < 2000	Y < 300
建筑业	营业收入(Y)	万元	Y ≥ 80000	6000 ≤ Y < 80000	300 ≤ Y < 6000	Y < 300
	资产总额(Z)	万元	Z ≥ 80000	5000 ≤ Z < 80000	300 ≤ Z < 5000	Z < 300
批发业	从业人员(X)	人	X ≥ 200	20 ≤ X < 200	5 ≤ X < 20	X < 5
	营业收入(Y)	万元	Y ≥ 40000	5000 ≤ Y < 40000	1000 ≤ Y < 5000	Y < 1000
零售业	从业人员(X)	人	X ≥ 300	50 ≤ X < 300	10 ≤ X < 50	X < 10
	营业收入(Y)	万元	Y ≥ 20000	500 ≤ Y < 20000	100 ≤ Y < 500	Y < 100
交通运输业 *	从业人员(X)	人	X ≥ 1000	300 ≤ X < 1000	20 ≤ X < 300	X < 20
	营业收入(Y)	万元	Y ≥ 30000	3000 ≤ Y < 30000	200 ≤ Y < 3000	Y < 200
仓储业 *	从业人员(X)	人	X ≥ 200	100 ≤ X < 200	20 ≤ X < 100	X < 20
	营业收入(Y)	万元	Y ≥ 30000	1000 ≤ Y < 30000	100 ≤ Y < 1000	Y < 100
邮政业	从业人员(X)	人	X ≥ 1000	300 ≤ X < 1000	20 ≤ X < 300	X < 20
	营业收入(Y)	万元	Y ≥ 30000	2000 ≤ Y < 30000	100 ≤ Y < 2000	Y < 100
住宿业	从业人员(X)	人	X ≥ 300	100 ≤ X < 300	10 ≤ X < 100	X < 10
	营业收入(Y)	万元	Y ≥ 10000	2000 ≤ Y < 10000	100 ≤ Y < 2000	Y < 100

行业名称	指标名称	计量单位	大型	中型	小型	微型
餐饮业	从业人员(X) 营业收入(Y)	人 万元	X ≥ 300 Y ≥ 10000	100 ≤ X < 300 2000 ≤ Y < 10000	10 ≤ X < 100 100 ≤ Y < 2000	X < 10 Y < 100
信息传输业 *	从业人员(X) 营业收入(Y)	人 万元	X ≥ 2000 Y ≥ 100000	100 ≤ X < 2000 1000 ≤ Y < 100000	10 ≤ X < 100 100 ≤ Y < 1000	X < 10 Y < 100
软件和信息技术服务业	从业人员(X) 营业收入(Y)	人 万元	X ≥ 300 Y ≥ 10000	100 ≤ X < 300 1000 ≤ Y < 10000	10 ≤ X < 100 50 ≤ Y < 1000	X < 10 Y < 50
房地产开发经营	营业收入(Y) 资产总额(Z)	万元 万元	Y ≥ 200000 Z ≥ 10000	1000 ≤ Y < 200000 5000 ≤ Z < 10000	100 ≤ Y < 1000 2000 ≤ Z < 5000	Y < 100 Z < 2000
物业管理	从业人员(X) 营业收入(Y)	人 万元	X ≥ 1000 Y ≥ 5000	300 ≤ X < 1000 1000 ≤ Y < 5000	100 ≤ X < 300 500 ≤ Y < 1000	X < 100 Y < 500
租赁和商务服务业	从业人员(X) 资产总额(Z)	人 万元	X ≥ 300 Z ≥ 120000	100 ≤ X < 300 8000 ≤ Z < 120000	10 ≤ X < 100 100 ≤ Z < 8000	X < 10 Z < 100
其他未列明行业 *	从业人员(X)	人	X ≥ 300	100 ≤ X < 300	10 ≤ X < 100	X < 10

说明：① 资料来源：《国家统计局关于印发〈统计上大中小微型企业划分办法（2017）〉的通知》。

② 适用对象为在中华人民共和国境内依法设立的各种组织形式的法人企业或单位。个体工商户参照本表进行划分。

③ 大型、中型和小型企业须同时满足所列指标的下限，否则下划一档；微型企业只须满足所列指标中的一项即可。

④ 表中各行业的范围以《国民经济行业分类》（GB/T 4754-2017）为准。带 * 的项为行业组合类别，其中，工业包括采矿业，制造业，电力、热力、燃气及水生产和供应业；交通运输业包括道路运输业，水上运输业，航空运输业，管道运输业，多式联运和运输代理业、装卸搬运，不包括铁路运输业；仓储业包括通用仓储，低温仓储，危险品仓储，谷物、棉花等农产品仓储，中药材仓储和其他仓储业；信息传输业包括电信、广播电视和卫星传输服务，互联网和相关服务；其他未列明行业包括科学研究和技术服务业，水利、环境和公共设施管理业，居民服务、修理和其他服务业，社会工作，文化、体育和娱乐业，以及房地产中介服务，其他房地产业等，不包括自有房地产经营活动。

⑤ 企业划分指标以现行统计制度为准。其中：从业人员，是指期末从业人员数，没有期末从业人员数的，采用全年平均人员数代替。

营业收入，工业、建筑业、限额以上批发和零售业、限额以上住宿和餐饮业以及其他设置主营业务收入指标的行业，采用主营业务收入；限额以下批发与零售业企业采用商品销售额代替；限额以下住宿与餐饮业企业采用营业额代替；农、林、牧、渔业企业采用营业总收入代替；其他未设置主营业务收入的行业，采用营业收入指标。

资产总额，采用资产总计代替。

【例6-1】软件和信息技术服务业企业划型标准如何确定？

某软件和信息技术服务业企业，营业收入11000万元，人数290人，对比上述标准，软件和信息技术服务业从业人员 ≥ 300人且营业收入 ≥ 10000万元为大型企业，该企业只满足营业收入 ≥ 10000万元，人数不到300人，所以为中型企业。

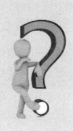

【例6-2】物业管理企业划型标准如何确定？

某物业管理企业，营业收入490万元，人数120人，对比上述标准，物业管理从业人员 < 100人或营业收入 < 500万元为微型企业，该物业企业人数120人超过100人，但是营业收入490万元 < 500万元，则为微型企业。

4.湖北省可免征各类参保单位三项社会保险单位缴费部分。

自2020年2月起，湖北省可免征各类参保单位（不含机关事业单位）三项社会保险单位缴费部分，免征期限不超过5个月，即免征的政策可执行到2020年6月。

要点提示：

（1）不需要对各类参保单位进行规模分类，都可以按规定免征三项社会保险单位缴费部分。

（2）由于机关事业单位不涉及经营问题，受疫情影响较小，因此不纳入此次减免政策的范围。

5.要确保参保人员社会保险权益不受影响，企业要依法履行好代扣代缴职工个人缴费的义务，社保经办机构要做好个人权益记录工作。

6.个体工商户按单位参保企业职工养老、失业、工伤保险的，参照中小微企业享受减免政策，即 2020 年 2 月起，免征其三项社会保险单位缴费部分，职工个人缴费部分不予减免，免征期限不超过 5 个月。

7. 已征收 2020 年 2 月社会保险费的地区，需重新核定参保单位应缴额，准确确定减免金额。对于减免部分的金额，优先选择直接退费。对于中小微企业，各地可按程序批量退费，参保单位无需提交申请或报送相关资料；对于大型企业等其他参保单位，可冲抵以后月份的缴费，也可退回。

8. 企业享受社保费减免优惠政策无需办理任何手续，无需提供任何材料，只需按原规定申报缴纳社会保险费即可直接享受。参保单位应如实申报缴费基数、适用费率，并对企业划型结果进行确认。

符合此次阶段性减免社保费的企业，在申报时直接享受减免政策，不需要先缴后返。

9. 减免政策执行期间，不会影响人员正常流动，企业基本养老保险、失业保险的关系转移接续仍按现行规定执行。其中，跨省转移接续养老保险关系的，仍按缴费基数 12% 的比例转移统筹基金。

（二）企业可申请缓缴社会保险费

受疫情影响生产经营出现严重困难的企业，可申请缓缴社会保险费，缓缴期限原则上不超过 6 个月，缓缴期间免收滞纳金。

缓缴社会保险费申请理由可参考如下格式，按照企业实际情况如实填写。

本次新冠肺炎疫情，对本企业造成的具体影响是：……（如到×月×日才复工、多少员工无法及时按时返工等）；目前企业面临的问题和困难是：……（如开工不足×%、营收或利润下滑×%等）；产生的后果是：……（如现金流短缺、工资无法发放等）。上述情况导致我企业无力足额缴纳社会保险费，特申请延期缴纳2020年×月（费款所属期）社会保费险。我企业承诺上述情况真实，并承诺在×月×日前完成补缴手续。

×××××（企业名称）

2020年×月×日

（三）阶段性减征职工基本医疗保险费

自2020年2月起，各省、自治区、直辖市及新疆生产建设兵团可指导统筹地区根据基金运行情况和实际工作需要，在确保基金收支中长期平衡的前提下，对职工医保单位缴费部分实行减半征收政策执行的起始月份统一为2020年2月，不得延后，执行期限的合计月数不得超过5个月，具体终止月份按照各统筹地区的具体实施办法执行。

减征政策界定为费款所属期的职工基本医疗保险费，参保单位补缴减征政策实施前的欠费、预缴减征政策终止后的职工基本医疗保险费，均不属于此次减征政策范围。

1.职工医保单位缴费部分实行减半征收，减征期限不超过5个月。

原则上，统筹基金累计结存可支付月数大于6个月的统筹地区，可实施减征；可支付月数小于6个月但确有必要减征的统筹地区，由各省指导统筹考虑安排。缓缴政策可继续执行，缓缴期限原则上不超过6个月，缓缴期间免收滞纳金。

2."自2020年2月起"中的"2020年2月"是指三项社保所属时期为2月，不是2月份申报缴纳的职工基本医疗保险费。

3.阶段性减免职工基本医疗保险费单位缴费部分，不含个人缴费部分。

4.在实施阶段性减征职工基本医疗保险费的地区，对于2020年2月已经征缴的职工基本医疗保险费，相关部门将重新核定参保单位应缴费额，准确确定减征部分的金额。减征部分的金额，优先选择直接退费。相关部门按程序依职权批量发起退费，无需缴费人提交申请及报送相关资料。如参保单位愿意，也可冲抵以后月份的单位缴费。

要点提示：

 根据《国务院办公厅关于全面推进生育保险和职工基本医疗保险合并实施的意见》（国办发〔2019〕10号），2019年底前实现生育保险和职工基本医疗保险合并实施。因此，实践中应注意，绝大多数省（区、市）阶段性减征职工基本医疗保险费中包含生育保险。

（四）住房公积金阶段性支持政策

1. 受疫情影响的企业，可按规定申请在 2020 年 6 月 30 日前缓缴住房公积金，缓缴期间缴存时间连续计算，不影响职工正常提取和申请住房公积金贷款。

2. 受疫情影响的职工，2020 年 6 月 30 日前住房公积金贷款不能正常还款的，不作逾期处理，不作为逾期记录报送征信部门，已报送的予以调整。对支付房租压力较大的职工，可合理提高租房提取额度、灵活安排提取时间。

3. 经认定的疫情严重和较严重地区，企业在与职工充分协商的前提下，可在 2020 年 6 月 30 日前自愿缴存住房公积金。继续缴存的，自主确定缴存比例；停缴的，停缴期间缴存时间连续计算，不影响职工正常提取住房公积金和申请住房公积金贷款。

（五）申领稳岗返还 [①]

1. 扩大中小微企业政策受益面，降低政策门槛，放宽申领条件，中小微企业裁员率不高于上年度全国城镇调查失业率控制目标，即 5.5%；30 人以下的企业裁员率不超过 20%，都可以申领稳岗返还，即企业所缴上年度失业保险费的 50%。

---

① 来源：2020 年 2 月 19 日国务院联防联控机制新闻发布会上，人力资源社会保障部失业保险司司长桂桢答记者问。

2. 加大对重点地区倾斜支持力度。允许湖北等重点地区根据实际情况，扩大受益企业范围；还可以根据失业保险基金结余情况，对医疗物资、公共事业运行、群众生活必需等物资供应保障企业，给予更大力度的支持，可按照 6 个月的失业保险金或者 3 个月应缴纳社会保险费的标准予以返还。

增值税小规模纳税人免税、征收率调整涉税政策及实务解析

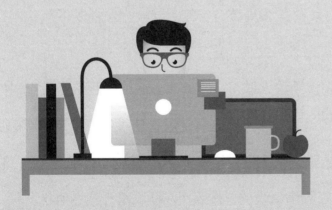

▶▶▶《财政部　税务总局关于支持个体工商户复工复业增值税政策的公告》（财政部　税务总局公告 2020 年第 13 号，以下简称财政部、税务总局公告 2020 年第 13 号文件）规定，自 2020 年 3 月 1 日至 5 月 31 日，对湖北省增值税小规模纳税人，适用 3% 征收率的应税销售收入，免征增值税；适用 3% 预征率的预缴增值税项目，暂停预缴增值税。除湖北省外，其他省、自治区、直辖市的增值税小规模纳税人，适用 3% 征收率的应税销售收入，减按 1% 征收率征收增值税；适用 3% 预征率的预缴增值税项目，减按 1% 预征率预缴增值税。

▶▶▶《国家税务总局关于支持个体工商户复工复业等税收征收管理事项的公告》（国家税务总局公告 2020 年第 5 号，以下简称国家税务总局公告 2020 年第 5 号文件）规定：

（1）增值税小规模纳税人取得应税销售收入，纳税义务发生时间在 2020 年 2 月底以前，适用 3% 征收率征收增值税的，按照 3% 征收率开具增值税发票；纳税义务发生时间在 2020 年 3 月 1 日至 5 月 31 日，适用减按 1% 征收率征收增值税的，按照 1% 征收率开具增值税发票。

（2）增值税小规模纳税人按照财政部、税务总局公告 2020 年第 13 号文件有关规定，减按 1% 征收率征收增值税的，按下列公式计算销售额：

$$销售额 = 含税销售额 \div （1+1\%）$$

（3）增值税小规模纳税人在办理增值税纳税申报时，按照财政部、税务总局公告 2020 年第 13 号文件有关规定，免征增值税的销售额等项目应当填写在《增值税纳税申报表（小规模纳税人适用）》及《增值税减免税申报明细表》免税项目相应栏次；减按 1% 征收率征收增值税的销售额应当填写在《增值税纳税申报表(小规模纳税人适用)》"应征增值税不含税销售额（3% 征收率）"相应栏次，对应减征的增值税应纳税额按销售额的 2% 计算填写在《增值税纳税申报表（小规模纳税人适用）》"本期应纳税额减征额"及《增值税减免税申报明细表》减税项目相应栏次。

《增值税纳税申报表（小规模纳税人适用）附列资料》第 8 栏"不含税销售额"计算公式调整为：

$$第 8 栏 = 第 7 栏 \div （1+ 征收率）$$

（4）增值税小规模纳税人取得应税销售收入，纳税义务发生时间在 2020 年 2 月底以前，已按 3% 征收率开具增值税发票，发生销售折让、中止或者退回等情形需要开具红字发票的，按照 3% 征收率开具红字发票；开票有误需要重新开具的，应按照 3% 征收率开具红字发票，再重新开具正确的蓝字发票。

（5)自 2020 年 3 月 1 日至 5 月 31 日，对湖北省境内的个体工商户、个人独资企业和合伙企业，代开货物运输服务增值税发票时，暂不预征个人所得税；对其他地区的上述纳税人统一按代开发票金额的 0.5% 预征个人所得税。

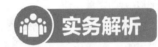

实务解析

（一）政策适用对象

1.财政部、税务总局公告 2020 年第 13 号文件规定的增值税征收率、预征率调整，适用增值税小规模纳税人，其中"增值税小规模纳税人"，是相对于"增值税一般纳税人"而言，指年应征增值税销售额 500 万元及以下的纳税人，以及按照相关的规定，年应税销售额超过规定标准但可选择按照增值税小规模纳税的纳税人，但不包括年应税销售额超过规定标准的其他个人。

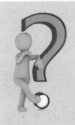

【例 7-1】增值税一般纳税人适用疫情期间征收率调整政策吗？

不适用。如上海市甲建筑业增值税一般纳税人，提供清包工建筑服务，选择适用征收率 3% 缴纳增值税，2020 年 3 月 1 日至 5 月 31 日期间，不适用财政部、税务总局公告 2020 年第 13 号文件增值税征收率（预征率）调整政策，还是适用征收率 3% 按规定缴纳增值税。

上海市乙建筑业增值税小规模纳税人，提供建筑服务，选择适用征收率 3% 缴纳增值税，2020 年 3 月 1 日至 5 月 31 日期间，适用财政部、税务总局公告 2020 年第 13 号文件增值税征收率（预征率）调整政策，以取得的全部价款和价外费用扣除支付分包款后的余额为销售额，减按 1% 征收率征收增值税；如果发生需要预缴增值税的建筑服务项目，减按 1% 预征率预缴税款。

2. 增值税小规模纳税人包括单位、个体工商户及其他个人。

【例7-2】非个体工商户的增值税小规模纳税人适用疫情期间征收率调整政策吗？

适用。如重庆市某财税咨询有限责任公司是增值税小规模纳税人，提供财税咨询服务，2020年3月1日至5月31日期间，减按1%征收率按规定缴纳增值税。

再如湖北省某物业有限责任公司为增值税小规模纳税人，提供物业服务，2020年3月1日至5月31日期间，免征增值税。

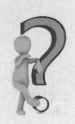

【例7-3】自然人适用疫情期间征收率调整政策吗？

适用。如湖北省外其他省市某自然人提供培训服务，2020年3月1日至5月31日期间，减按1%征收率按规定缴纳增值税。

再如湖北省某自然人，提供设计服务，2020年3月1日至5月31日期间，免征增值税。

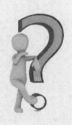

（二）调整征收率（预征率）范围

要点提示：

 财政部、税务总局公告2020年第13号文件规定的增值税征收率（预征率）调整，仅仅是3%征收率（预征率）。

1. 增值税征收率。

增值税小规模纳税人发生应税行为适用简易计税方法计税，简易计税方法的应纳税额，是指按照销售额和增值税征收率计算的增值税额，不得抵扣进项税额，其中现行增值税征收率为3%和5%。

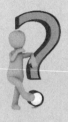

【例7-4】增值税小规模纳税人适用征收率3%销售的应税销售收入，适用疫情期间征收率调整政策吗？

适用。如北京市某增值税小规模纳税人，2020年4月销售办公用品货物，减按1%征收率按规定缴纳增值税。

再如湖北省某增值税小规模纳税人，2020年4月提供设备租赁服务，免征增值税。

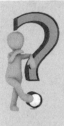

【例7-5】增值税小规模纳税人适用征收率5%销售的应税销售收入，适用疫情期间征收率调整政策吗？

不适用。如江苏省某增值税小规模纳税人2020年4月转让其取得的不动产，适用增值税征收率5%，不适用财政部、税务总局公告2020年第13号文件规定的增值税征收率（预征率）调整政策，还是适用征收率5%按规定缴纳增值税。

再如湖北省某增值税小规模纳税人2020年4月转让其取得的不动产，适用增值税征收率5%，不适用财政部、税务总局公告2020年第13号文件规定的免征增值税政策，还是适用征收率5%按规定缴纳增值税。

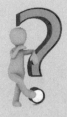

【例7-6】增值税小规模纳税人2020年3月前选择按照5%差额纳税，2020年3月之后是否可以仍按照5%差额纳税？

湖北省外其他省市某劳务派遣公司，属于增值税小规模纳税人，此前该公司提供劳务派遣服务选择了5%差额缴纳增值税。自2020年3月1日至2020年5月31日，该公司提供劳务派遣服务可以选择以取得的全部价款和价外费用为销售额，按照简易计税方法减按1%的征收率计算缴纳增值税；也可以选择差额纳税，以取得的全部价款和价外费用，扣除代用工单位支付给劳务派遣员工的工资、福利和为其办理社会保险及住房公积金后的余额为销售额，按照简易计税方法依5%的征收率计算缴纳增值税。

《增值税暂行条例实施细则》和《营业税改征增值税试点实施办法》（财税〔2016〕36号印发）规定，纳税人发生应税行为适用免税、减税规定的，可以按照规定放弃免税、减税，缴纳增值税。放弃免税、减税后，可以按适用税率或者征收率开具专用发票。

要点提示：

实践中，湖北省增值税小规模纳税人，适用3%征收率的应税销售收入，可以按照支持复工复业政策，享受免征增值税，也可选择按照3%征收率申报纳税并开具专用发票。除湖北省外的其他省市增值税小规模纳税人，适用3%征收率的应税销售收入，可以按照支持复工复业政策，享受减按1%征收率征收增值税，也可以放弃减税，按照3%征收率申报纳税并开具3%征收率的专用发票。

【例7-7】增值税小规模纳税人，适用财政部、税务总局公告2020年第13号文件增值税征收率（预征率）调整政策，如何开具发票？

湖北省外其他省市某摩托车配件生产企业，属于按月申报的增值税小规模纳税人，月销售额通常在20万元左右，可享受这次支持复工复业政策中减征增值税优惠政策。实践中，由于企业与客户签订的是长期合同，合同中约定提供3%专用发票供购方抵扣税款，企业可以按照支持复工复业政策，享受减按1%征收率征收增值税优惠，并按1%征收率开具专用发票；也可以放弃减税，按照3%征收率申报纳税并开具3%征收率的专用发票。

增值税小规模纳税人下列应税行为情形（见表7-1）适用征收率5%，其他适用征收率3%。

表 7-1 增值税小规模纳税人适用征收率 5% 的应税行为

应税行为	政策依据	备注
小规模纳税人销售其取得（不含自建）的不动产（不含个体工商户销售购买的住房和其他个人销售不动产）	财税〔2016〕36 号	
小规模纳税人销售其自建的不动产		
房地产开发企业中的小规模纳税人，销售自行开发的房地产项目		
其他个人销售其取得（不含自建）的不动产（不含其购买的住房）		
小规模纳税人出租其取得的不动产（不含个人出租住房）		
其他个人出租其取得的不动产（不含住房）		个人出租住房，应按照 5% 的征收率减按 1.5% 计算应纳税额
小规模纳税人转让 2016 年 4 月 30 日前取得的土地使用权		
小规模纳税人以经营租赁方式将土地出租给他人使用		
小规模纳税人提供劳务派遣服务	财税〔2016〕47 号	也可以按照财税〔2016〕36 号的有关规定，以取得的全部价款和价外费用为销售额，按照简易计税方法依 3% 的征收率计算缴纳增值税

2. 预征率。

自 2020 年 3 月 1 日至 5 月 31 日，对湖北省增值税小规模纳税人，适用 3% 预征率的预缴增值税项目，暂停预缴增值税。除湖北省外，其他省、自治区、直辖市的增值税小规模纳税人，适用 3% 预征率的预缴增值税项目，减按 1% 预征率预缴增值税。

【例 7-8】湖北省增值税小规模纳税人在外省市提供服务，2020 年 4 月取得预收款，是否暂停预缴增值税？

湖北省某建筑业增值税小规模纳税人，在北京市提供建筑服务，2020 年 4 月取得预收款，暂停预缴增值税。

【例 7-9】湖北省外其他省市增值税小规模纳税人提供服务，2020 年 4 月取得预收款，如何预缴增值税？

昆明市某建筑业增值税小规模纳税人（按季申报），在北京市提供建筑服务，2020 年 4 月取得预收款，在收到预收款时，以取得的预收款扣除支付的分包款后的余额 60 万元，减按 1% 预征率预缴增值税。

增值税小规模纳税人适用预征率 3% 的情形见表 7-2。

表 7-2　增值税小规模纳税人适用预征率 3% 的情形

应税行为	销售额的确定	政策依据
纳税人提供建筑服务取得预收款	应在收到预收款时，以取得的预收款扣除支付的分包款后的余额	财税〔2017〕58 号
小规模纳税人跨县（市、区）提供建筑服务	以取得的全部价款和价外费用扣除支付的分包款后的余额	国家税务总局公告 2016 年第 17 号
房地产开发企业中的小规模纳税人采取预收款方式销售自行开发的房地产项目	预收款	国家税务总局公告 2016 年第 18 号

（三）政策适用时间

1. 湖北省增值税小规模纳税人。

湖北省增值税小规模纳税人取得应税销售收入，纳税义务发生时间在 2020 年 2 月底以前，适用 3% 征收率征收增值税的，按照 3% 征收率开具增值税发票；纳税义务发生时间在 2020 年 3 月 1 日至 5 月 31 日，免征增值税，不得开具增值税专用发票，可以视情况开具不同类型的普通发票。

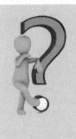

【例 7-10】湖北省增值税小规模纳税人如何确定纳税义务发生时间？

湖北省某增值税小规模纳税人提供建筑服务，该项目 2019 年 3 月完工，实践中被工程发包方从应支付的工程款中扣押的质押金、保证金，且未开具发票，2020 年 4 月 19 日收到质押金、保证金 80 万元，则纳税义务发生时间为 2020 年 4 月 19 日，免征增值税。

2. 湖北省外其他省市增值税小规模纳税人。

湖北省外其他省市增值税小规模纳税人取得应税销售收入，纳税义务发生时间在 2020 年 2 月底以前，适用 3% 征收率征收增值税的，按照 3% 征收率开具增值税发票；纳税义务发生时间在 2020 年 3 月 1 日至 5 月 31 日，适用减按 1% 征收率征收增值税的，按照 1% 征收率开具增值税发票。

【例7-11】湖北省外其他省市增值税小规模纳税人于2020年1月收款，是否适用1%征收率？

湖北省外其他省市某增值税小规模纳税人销售钢材，于2020年1月20日收款，并按规定开具增值税专用发票，约定2020年4月10日发货，其增值税纳税义务发生时间为2020年1月20日，适用3%征收率按规定缴纳增值税。

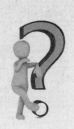

【例7-12】湖北省外其他省市增值税小规模纳税人如何确定纳税义务发生时间？

湖北省外其他省市某增值税小规模纳税人销售钢材，签订了书面合同，合同约定的收款日期为2020年3月10日，货物发出时间为2020年6月20日，实际收款日期2020年6月12日，其增值税纳税义务发生时间为2020年3月10日，适用减按1%征收率按规定缴纳增值税。

增值税小规模纳税人常见的增值税纳税义务发生时间见表7-3。

表7-3 增值税小规模纳税人常见增值税纳税义务发生时间

应税行为	纳税义务发生时间	备注
发生销售货物或者加工、修理修配劳务，销售服务、无形资产、不动产以及进口货物的应税销售行为	先开具发票的，为开具发票的当天	
采取直接收款式销售货物	不论货物是否发出，均为收到销售款或者取得索取销售款凭据的当天	
采取托收承付和委托银行收款方式销售货物	发出货物并办妥托收手续的当天	
采取赊销和分期收款方式销售货物	为书面合同约定的收款日期的当天，无书面合同的或者书面合同没有约定收款日期的，为货物发出的当天	

应税行为	纳税义务发生时间	备注
采取预收货款方式销售货物	为货物发出的当天,但生产销售生产工期超过12个月的大型机械设备、船舶、飞机等货物,为收到预收款或者书面合同约定的收款日期的当天	
委托其他纳税人代销货物	为收到代销单位的代销清单或者收到全部或者部分货款的当天。未收到代销清单及货款的,为发出代销货物满180天的当天	
销售加工、修理修配劳务	提供劳务同时收讫销售款或者索取销售款的凭据的当天	
纳税人进口货物	报关进口的当天	
纳税人销售服务、无形资产、不动产	过程中或者完成后收到款项的当天	
纳税人销售服务、无形资产或者不动产	签订了书面合同并确定了付款日期的,为书面合同确定的付款日期的当天;未签订书面合同或者书面合同未确定付款日期的,为服务、无形资产转让完成的当天或者不动产权属变更的当天	
提供租赁服务采取预收款方式的	收到预收款的当天	
提供建筑服务,被工程发包方从应支付的工程款中扣押的质押金、保证金,未开具发票的	纳税人实际收到质押金、保证金的当天为纳税义务发生时间	
从事金融商品转让的	金融商品所有权转移的当天	
设有两个以上机构并实行统一核算的纳税人,将货物从一个机构移送其他机构用于销售,但相关机构设在同一县(市)的除外	货物移送的当天	视同销售
将自产、委托加工的货物用于集体福利或者个人消费		视同销售

应税行为	纳税义务发生时间	备注
将自产、委托加工或者购进的货物作为投资，提供给其他单位或者个体工商户		视同销售
将自产、委托加工或者购进的货物分配给股东或者投资者		视同销售
将自产、委托加工或者购进的货物无偿赠送其他单位或者个人		视同销售
单位或者个体工商户向其他单位或者个人无偿提供服务，但用于公益事业或者以社会公众为对象的除外		视同销售
单位或者个人向其他单位或者个人无偿转让无形资产或者不动产，但用于公益事业或者以社会公众为对象的除外	服务、无形资产转让完成的当天或者不动产权属变更的当天	视同销售
财政部和国家税务总局规定的其他情形		视同销售

（四）与小微企业普惠性减免等政策关系

《财政部　税务总局关于实施小微企业普惠性税收减免政策的通知》（财税〔2019〕13号）和《国家税务总局关于小规模纳税人免征增值税政策有关征管问题的公告》（国家税务总局公告2019年第4号）规定，自2019年1月1日至2021年12月31日，小规模纳税人发生增值税应税销售行为，合计月销售额未超过10万元（以1个季度为1个纳税期的，季度销售额未超过30万元）的，免征增值税。

要点提示：

自 2019 年 1 月 1 日起，以 1 个季度为纳税期限的增值税小规模纳税人，因在季度中间成立或注销而导致当期实际经营期不足 1 个季度，当期销售额未超过 30 万元的，免征增值税。

纳税人以所有增值税应税销售行为（包括销售货物、劳务、服务、无形资产和不动产）合并计算销售额，判断是否达到免税标准，另扣除本期发生的销售不动产的销售额后未超过免税标准的，其销售货物、劳务、服务、无形资产取得的销售额免征增值税。

小规模纳税人销售额的范围包括应税销售额、免税销售额、出口免税销售额。适用增值税差额征税政策的小规模纳税人，以差额后销售额确定是否可以享受规定的免征增值税政策。

月销售额不超过 10 万元（季度销售额未超过 30 万元），小规模纳税人自行开具增值税专用发票对应的税额需要计算缴纳增值税。

《财政部　税务总局关于支持新型冠状病毒感染的肺炎疫情防控有关税收政策的公告》（财政部　国家税务总局公告 2020 年第 8 号）规定，自 2020 年 1 月 1 日起（截止日期视疫情情况另行公告），对纳税人提供运输疫情防控重点保障物资取得的收入，对纳税人提供公共交通运输服务、生活服务，以及为居民提供必需生活物资快递收派服务取得的收入，免征增值税。

1. 湖北省增值税小规模纳税人。

小规模纳税人以所有增值税应税销售行为（包括销售货物、劳务、服务、无形资产和不动产）合并计算销售额，判断是否达到免税月销售额未超过 10 万元（季度销售额未超过 30 万元）标准。因此，计算销售额时应包括免税销售额。

（1）按月纳税的小规模纳税人，自2020年3月1日至5月31日期间。

①月销售额未超过10万元，按规定全部享受免征增值税。

【例7-13】湖北省增值税小规模纳税人如何确定销售额？

2020年5月，湖北省某建筑业小规模纳税人（按月纳税）取得建筑服务收入的销售额20万元，同时向其他建筑企业支付分包款12万元，则该小规模纳税人当月扣除分包款后的销售额为8万元，同时取得房租收入的销售额1.8万元，都按规定开具增值税发票，不考虑其他情况，该企业月销售额为9.8万元，未超过10万元免税标准，因此，当月可享受小规模纳税人普惠性免税政策，提供建筑服务和取得房租收入都免征增值税。

②月销售额超过10万元，取得适用3%征收率的应税销售收入（含提供运输疫情防控重点保障物资的运输收入，公共交通运输服务、生活服务，以及为居民提供必需生活物资快递收派服务取得的收入），免征增值税；取得适用5%征收率的应税销售收入，按规定缴纳增值税。

【例7-14】湖北省增值税小规模纳税人月销售额超过10万元，如何缴纳增值税？

2020年5月，湖北省某建筑业小规模纳税人（按月纳税）取得建筑服务收入的销售额50万元（开具增值税普通发票），同时向其他建筑企业支付分包款37万元，则该小规模纳税人当月扣除分包款后的销售额为13万元，同时取得房租收入的销售额1.8万元，都按规定开具增值税发票，不考虑其他情况，当月超过10万元普惠性免税标准，建筑服务收入适用3%征收率免征增值税，取得房租收入按规定缴纳增值税。

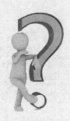

（2）按季度纳税的小规模纳税人，2020年第一季度和第二季度期间。

①季度销售额未超过30万元，按规定全部享受免征增值税。

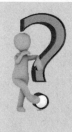

【例7-15】湖北省增值税小规模纳税人季度销售额未超过30万元，如何缴纳增值税？

2020年4-6月，湖北省某物业公司小规模纳税人（按季度纳税）取得物业服务收入的销售额22万元，同时取得房租收入的销售额6万元，都按规定开具增值税发票，不考虑其他情况，未超过30万元免税标准，因此，2020年第二季度可享受小规模纳税人普惠性免税政策，提供物业服务和取得房租收入都免征增值税。

②季度销售额超过30万元。

2020年第一季度，1—2月取得销售收入缴纳增值税（符合小微企业普惠性减免以外其他优惠政策可按规定享受减免税），3月按规定取得适用3%征收率的应税销售收入（含提供运输疫情防控重点保障物资的运输收入，公共交通运输服务、生活服务，以及为居民提供必需生活物资快递收派服务取得的收入），免征增值税；取得适用5%征收率的应税销售收入，按规定缴纳增值税。

【例7-16】湖北省增值税小规模纳税人2020年第一季度销售额超过30万元，如何缴纳增值税？

湖北省某家从事一次性手套等卫生用品零售的公司，属于按季申报的增值税小规模纳税人2020年1月和2月含税销售额分别为8万元、15万元，预计3月销售额将突破20万元，全部是卫生用品销售的收入，相关业务不开具专用发票。

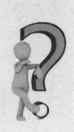

2020年1-3月取得的销售收入合计超过30万元，则1-2月销售额不能享受小规模纳税人季度销售额30万元以下免征增值税政策，需要按照3%征收率计算缴纳税款；但2020年3月取得的适用3%征收率的应税销售收入，可以按照复工复业增值税政策，享受免税优惠。即该公司2020年第一季度应当缴纳的增值税为：(80000+150000)÷(1+3%)×3%=6699.03（元）。

2020年第二季度，6月取得销售收入缴纳增值税（符合小微企业普惠性减免以外其他优惠政策可按规定享受减免税），4—5月按规定取得适用3%征收率的应税销售收入（含提供运输疫情防控重点保障物资的运输收入，公共交通运输服务、生活服务，以及为居民提供必需生活物资快递收派服务取得的收入），免征增值税；取得适用5%征收率的应税销售收入，按规定缴纳增值税。

【例7-17】湖北省增值税小规模纳税人2020年第二季度销售额超过30万元，如何缴纳增值税？

2020年4-6月，湖北省某物业公司小规模纳税人（按季度纳税）取得物业服务收入的销售额35万元（其中4-5月取得收入的销售额30万元，6月取得收入的销售额5万元），同时取得房租收入的销售额6万元，都按规定开具增值税发票，不考虑其他情况，超过30万元普惠性免税标准，则：4-5月取得物业服务收入的销售额30万元免征增值税，6月取得物业服务收入的销售额5万元和取得房租收入的销售额6万元按规定缴纳增值税。

2.湖北省外其他省市增值税小规模纳税人。

湖北省外其他省市增值税小规模纳税人以所有增值税应税销售行为（包括销售货物、劳务、服务、无形资产和不动产）合并计算销售额，判断是否达到免税月销售额未超过 10 万元（季度销售额未超过 30 万元）标准。因此，计算销售额时应包括减按 1% 征收率征收增值税的销售额。

（1）按月纳税的小规模纳税人，自 2020 年 3 月 1 日至 5 月 31 日期间。

①月销售额未超过 10 万元，按规定全部享受免征增值税。

【例 7-18】湖北省外其他省市增值税小规模纳税人月销售额未超过 10 万元，如何缴纳增值税？

2020 年 5 月，湖北省外其他省市某酒店小规模纳税人（按月纳税）取得餐饮和住宿收入的销售额 8 万元，同时取得会议服务的销售额 1.8 万元，都按规定开具增值税发票，不考虑其他情况，未超过 10 万元免税标准，因此，当月可享受小规模纳税人普惠性免税政策，提供餐饮、住宿和会议服务收入都免征增值税。

②月销售额超过 10 万元，取得运输疫情防控重点保障物资的运输收入，公共交通运输服务、生活服务，以及为居民提供必需生活物资快递收派服务等符合免征增值税政策的收入，免征增值税；取得其他适用 3% 征收率的应税销售收入，减按 1% 征收率征收增值税；取得其他适用 5% 征收率的应税销售收入，按规定缴纳增值税。

【例7-19】湖北省外其他省市增值税小规模纳税人月销售额超过10万元，如何缴纳增值税？

2020年5月，湖北省外其他省市某酒店小规模纳税人（按月纳税）取得餐饮和住宿收入的销售额8万元，同时取得会议服务的销售额1.8万元，取得房租收入的销售额1.5万元，都按规定开具增值税发票，不考虑其他情况，当月超过10万元普惠性免税标准，则：取得餐饮、住宿收入免征增值税；取得会议服务收入减按1%征收率征收增值税；取得房租收入按5%征收率计算缴纳增值税。

（2）按季度纳税的小规模纳税人，2020年第一季度和第二季度期间。

①季度销售额未超过30万元，按规定全部享受免征增值税。

【例7-20】湖北省外其他省市增值税小规模纳税人2020年第二季度销售额未超过30万元，如何缴纳增值税？

2020年4-6月，湖北省外其他省市某物业公司小规模纳税人（按季度纳税）取得物业服务收入的销售额22万元，同时取得房租收入的销售额6万元，都按规定开具增值税发票，不考虑其他情况，未超过30万元免税标准，因此，2020年第二季度可享受小规模纳税人普惠性免税政策，提供物业服务和取得房租收入都免征增值税。

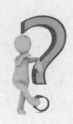

②季度销售额超过30万元。

2020年第一季度，1—2月取得销售收入按规定适用3%或5%征收率缴纳增值税（符合小微企业普惠性减免以外其他优惠政策可按规定享受减免税），3月取得运输疫情防控重点保障物资的运输收入，公共交通运输服务、生活服务，以及为居民提供必需生活物资快递收派服务等符合免征增值税政策的收入，免征增值税；取得其他适用3%征收率的应税销售收入，减按1%征收率征收增值税；取得其他适用5%征收率的应税销售收入，按规定缴纳增值税。

2020年第二季度，4—5月取得运输疫情防控重点保障物资的运输收入，公共交通运输服务、生活服务，以及为居民提供必需生活物资快递收派服务等符合免征增值税政策的收入，免征增值税；取得其他适用3%征收率的应税销售收入，减按1%征收率征收增值税；取得其他适用5%征收率的应税销售收入，按规定缴纳增值税；6月取得销售收入按规定缴纳增值税（符合小微企业普惠性减免以外其他优惠政策可按规定享受减免税）。

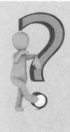

【例7-21】湖北省外其他省市增值税小规模纳税人2020年第二季度销售额超过30万元，如何缴纳增值税？

2020年第二季度，湖北省外其他省市某酒店小规模纳税人（按月纳税）取得餐饮和住宿收入的销售额29万元，取得会议服务的销售额2万元（其中6月取得销售额0.5万元），销售礼品等商品的销售额1万元（其中6月取得销售额0.6万元），取得房租收入的销售3万元，都按规定开具增值税发票，不考虑其他情况，当月超过10万元普惠性免税标准，则：

①取得餐饮、住宿收入免征增值税。

②取得会议服务收入的销售额1.5万元减按1%征收率征收增值税，0.5万元按适用3%征收率征收增值税。

③取得销售礼品收入0.4万元减按1%征收率征收增值税，0.6万元按适用3%征收率征收增值税。

④取得房租收入的销售额3万元按5%征收率计算缴纳增值税。

（五）如何开具发票

1.对湖北省增值税小规模纳税人,适用3%征收率的应税销售收入,纳税义务发生时间在 2020 年 3 月 1 日至 5 月 31 日,免征增值税的,不得开具增值税专用发票,可以视情况开具不同类型的普通发票。

要点提示:

 纳税人开具增值税普通发票、机动车销售统一发票等注明税率或征收率栏次的普通发票时,应当在税率或征收率栏次填写"免税"字样。

【例7-22】取得湖北省增值税小规模纳税人开具的"免税"字样的增值税普通发票,能否抵扣增值税进项税额?

湖北某翻译公司小规模纳税人提供翻译服务,2020 年 3 月 17 日收取客户资料翻译费 2 万元,按规定开具税率或征收率栏次"免税"字样的增值税普通发票,客户取得该增值税普通发票不能抵扣增值税进项税额。

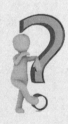

【例7-23】湖北省增值税小规模纳税人 2020 年第一季度、第二季度如何开具发票?

湖北省增值税小规模纳税人,适用 3% 征收率的应税销售收入,纳税义务发生时间在 2020 年 3 月 1 日至 5 月 31 日,免征增值税的,不得开具增值税专用发票,可以视情况开具不同类型的普通发票

湖北省某小规模纳税人提供网上销售服装服务,未开具发票,2020 年 2 月已按未开票收入申报缴纳增值税,2020 年 3 月开具增值税发票,应该开具征收率 3% 的增值税专用发票或普通发票。

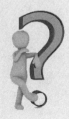

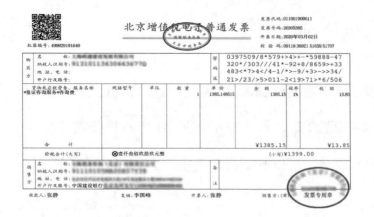

图 7-1 1% 征收率增值税普通发票

2.除湖北省外其他省市，增值税小规模纳税人纳税义务发生时间在 2020 年 3 月 1 日至 5 月 31 日，适用减按 1% 征收率征收增值税的，按照 1% 征收率开具增值税专用发票和普通发票（票样如图 7-1 所示）。

【例 7-24】取得湖北省外其他省市增值税小规模纳税人开具的 1% 征收率增值税专用发票，如何抵扣增值税进项税额？

北京某物业公司小规模纳税人提供物业服务，2020 年 3 月 22 日收取业主 2020—2021 年度的物业费 2.02 万元，按规定开具 1% 征收率的增值税专用发票，该业主取得该增值税专用发票，可以按规定抵扣增值税进项税额 0.02 万元 [2.02÷（1+1%）×1%]。

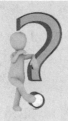

【例 7-25】湖北省外其他省市增值税小规模纳税人 2020 年第二季度如何开具发票？

湖北省外其他省市某小规模纳税人提供网上销售服装服务，未开具发票，2020 年 5 月已按未开票收入申报缴纳增值税，2020 年 6 月开具增值税发票，应该开具征收率 1% 的增值税专用发票或普通发票。

3. 增值税小规模纳税人取得应税销售收入，纳税义务发生时间在2020年2月底以前，已按3%征收率开具增值税发票，发生销售折让、中止或者退回等情形需要开具红字发票的，按照3%征收率开具红字发票；开票有误需要重新开具的，应按照3%征收率开具红字发票，再重新开具正确的蓝字发票。

【例7-26】增值税小规模纳税人取得应税销售收入，2020年2月底前已按3%征收率开具增值税发票，发生销售折让、中止或者退回等情形，如何开具红字发票？

某增值税小规模纳税人提供设计服务，2019年12月按规定开具增值税专用发票金额8万元，2020年3月发现开票有误，则2020年3月应按照3%征收率开具红字发票，再重新开具正确的3%征收率的增值税专用发票。

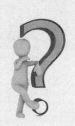

（六）如何申报增值税

1. 湖北省小规模纳税人。

适用3%征收率的应税销售收入，纳税义务发生时间在2020年3月1日至5月31日，免征增值税的。在办理增值税纳税申报时，免征增值税的销售额等项目应在当期《增值税纳税申报表（小规模纳税人适用）》第12栏相关列次，填报免税销售额，并在《增值税减免税申报明细表》中选择正确的免税代码，填写相关列次。

2. 湖北省外小规模纳税人。

减按1%征收率征收增值税的销售额应当填写在《增值税纳税申

报表（小规模纳税人适用）》"应征增值税不含税销售额（3%征收率）"相应栏次，对应减征的增值税应纳税额按销售额的2%计算填写在《增值税纳税申报表（小规模纳税人适用）》"本期应纳税额减征额"及《增值税减免税申报明细表》减税项目相应栏次。

《增值税纳税申报表（小规模纳税人适用）附列资料》第8栏"不含税销售额"计算公式调整为：

第8栏＝第7栏÷（1+征收率）

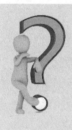

【例7-27】湖北省外其他省市增值税小规模纳税人，如何填写2020年一季度增值税纳税申报表？

北京某物业公司（增值税小规模纳税人）提供物业服务（按季度纳税），2020年1-3月收取物业费含增值税276100元，其中1-2月开具征收率3%的增值税专用发票价税合计51500元和增值税普通发票价税合计123600元，3月按规定开具征收率1%的增值税专用发票价税合计30300元和增值税普通发票价税合计70700元，不考虑其他情况，该公司1-3月按规定需要缴纳增值税[51500÷（1+3%）×3%+30300÷（1+1%）×1%]=1800元，申报表如表7-4所示：

其中：（1）第1栏"应征增值税不含税销售额（3%征收率）"中"本期数"的"服务、不动产和无形资产"列：51500÷（1+3%）+30300÷（1+1%）=80000元；

（2）第16栏"本期应纳税额减征额"中"本期数"的"服务、不动产和无形资产"列：30300÷（1+1%）×2%=600元。

（3）《增值税减免税申报明细表》减税项目相应栏次略。

表 7-4

增值税纳税申报表

(小规模纳税人适用)

纳税人识别号：□□□□□□□□□□□□□□□□□□□□

纳税人名称（公章）：　　　　　　　　　　　　　　　　金额单位：元至角分

税款所属期：2020 年 01 月 01 日至 2020 年 03 月 31 日　填表日期：2020 年 04 月 08 日

	项目	栏次	本期数		本年累计	
			货物及劳动	服务、不动产和无形资产	货物及劳动	服务、不动产和无形资产
一、计税依据	（一）应征增值税不含税销售额（3% 征收率）	1		80000		80000
	税务机关代开的增值税专用发票不含税销售额	2				
	税控器具开具的普通发票不含税销售额	3				
	（二）应征增值税不含税销售额（5% 征收率）	4	——		——	
	税务机关代开的增值税专用发票不含税销售额	5				
	税控器具开具的普通不含税销售额	6				
	（三）销售使用过的固定资产不含税销售额	7（7≥8）	——		——	
	其中：税控器具开具的普通发票不含税销售额	8	——		——	
	（四）免税销售额	9=10+11-12		190000		190000
	其中：小微企业免税销售额	10		190000		190000
	未达到起征点销售额	11				
	其他免税销售额	12				
	（五）出口免税销售额	13（13≥14）				
	其中：税控器具开具的普通发票销售额	14				
二、税款计算	本期应纳税额	15		2400		2400
	本期应纳税额减征额	16		600		600
	本期免税额	17		5700		5700
	其中：小微企业免税额	18		5700		5700
	未达到起征点免税额	19				
	应纳税额合计	20=15-16		1800		1800
	本期预缴税额	21		0	——	——
	本期应补（退）税额	22=20-21		1800		

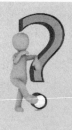

【例7-28】湖北省外其他省市增值税小规模纳税人，如何进行2020年一季度增值税纳税申报？

湖北省外其他省市某提供建筑服务的企业，属于按季申报的增值税小规模纳税人，2020年1-2月未取得收入，3月预计取得含税收入45.4万元，同时企业2020年一季度期初结转的扣除项目还有5万元，则2020年一季度增值税纳税申报：

1.《增值税纳税申报表（小规模纳税人适用）附列资料》第1栏至第7栏依次填报5万元、0、5万元、0、45.4万元、5万元、40.4万元。第8栏应填写40万元［40.4÷(1+1%)］。

2.在填报《增值税纳税申报表（小规模纳税人适用）》时，第1栏"应征增值税不含税销售额（3%征收率）"填写为40万元，对应减征的增值税应纳税额0.8万元（40×2%），填写在第16栏"本期应纳税额减征额"栏次。

3.将本期减征的增值税应纳税额填入《增值税减免税明细表》减税项目相应栏次，填报时应准确选择减税项目代码，准确填写减税项目本期发生额等相关栏次。

（七）其他关注点

1.购买方进项税额抵扣。

（1）《增值税暂行条例》第八条规定，从销售方取得的增值税专用发票上注明的增值税额，准予按规定从销项税额中抵扣。

要点提示：

一般纳税人取得按照1%征收率开具增值税专用发票，增值税专用发票上注明的增值税额，准予按规定从销项税额中抵扣。

【例7-29】取得征收率1%的增值税专用发票能否按规定抵扣进项？

可以。某一般纳税人从湖北省外其他省市小规模纳税人购买用于员工上班期间防护的消毒液，取得增值税专用发票价税合计2020元，其中增值税税额20元，则可以按规定抵扣进项税额20元。

需要提醒的是，如果从湖北省小规模纳税人购买用于员工上班期间防护的消毒液，取得增值税普通发票（税率或征收率为"免税"字样），不可以抵扣进项税额。

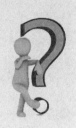

（2）《财政部　税务总局关于简并增值税税率有关政策的通知》（财税〔2017〕37号）和《财政部　税务总局　海关总署关于深化增值税改革有关政策的公告》（财政部　税务总局　海关总署公告2019年第39号）规定，纳税人购进农产品，从按照简易计税方法依照3%征收率计算缴纳增值税的小规模纳税人取得增值税专用发票的，以增值税专用发票上注明的金额和9%的扣除率计算进项税额（除纳税人购进用于生产或者委托加工13%税率货物的农产品，按照10%的扣除率计算进项税额情况除外）。

要点提示：

一般纳税人取得按照1%征收率计算缴纳增值税的小规模纳税人取得增值税专用发票的，以增值税专用发票上注明的金额和9%的扣除率计算进项税额，其中增值税专用发票上注明的金额＝含税销售额÷（1+1%）。

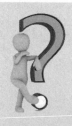

【例7-30】取得征收率1%的农产品增值税专用发票能否按规定抵扣进项？

可以。某一般纳税人从湖北省外其他省市小规模纳税人购买非自产农产品（假设该一般纳税人不适用加计扣除政策），取得增值税专用发票价税合计3030元，其中增值税税额30元，则可以按规定抵扣进项税额270元［3030÷（1+1%）×9%］。

需要提醒的是，如果从湖北省小规模纳税人购买非自产农产品，取得增值税普通发票（税率或征收率为"免税"字样），不可以抵扣进项税额。

2.建筑企业分包实务。

《财政部 国家税务总局关于全面推开营业税改征增值税试点的通知》（财税〔2016〕36号）规定，试点纳税人提供建筑服务适用简易计税方法的，以取得的全部价款和价外费用扣除支付的分包款后的余额为销售额，其中分包款，是指支付给分包方的全部价款和价外费用。另支付给境内单位或者个人的分包款，以发票为合法有效凭证。

要点提示：

一般纳税人或小规模纳税人提供建筑服务适用简易计税方法，可以差额扣除其支付的分包款，要求取得发票为合法有效凭证，并没有要求必须是增值税专用发票或者增值税普通发票，所以取得税率或征收率栏是"免税"字样或1%的增值税普通发票，都可以按规定差额扣除其支付的分包款。

【例 7-31】 取得免税或征收率 1% 的建筑服务分包发票能否按规定差额扣除？

可以。某一般纳税人以清包工方式提供的建筑服务，选择适用简易计税方法计税，分包给湖南省某建筑业小规模纳税人，取得 2020 年 3 月开具税率或征收率栏是"免税"字样的增值税普通发票销售额 30 万元，可以按规定扣除支付该建筑企业小规模纳税人的分包款余额为销售额缴纳增值税。

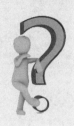

3. 销售自己使用过的固定资产。

湖北省外其他省市的小规模纳税人销售自己使用过的固定资产，适用简易办法依照 3% 征收率减按 2% 征收增值税政策的，减按 1% 征收率征收增值税。可以放弃减税，按照简易办法依照 3% 征收率缴纳增值税，并可以开具增值税专用发票。

【例 7-32】 增值税小规模纳税人销售自己使用过的固定资产，如何缴纳增值税？

甲公司为小规模纳税人，2020 年 3 月处置使用过的设备（原值 100000 元，累计折旧 85000 元），取得变卖收入 10300 元，不考虑其他情况，则：

（1）甲公司若为湖北省小规模纳税人，处置使用过的设备免征增值税，开具免征增值税的增值税普通发票，则：

借：固定资产——累计折旧　　　　　　　　85000
　　固定资产清理　　　　　　　　　　　　15000
　　贷：固定资产——原值　　　　　　　　　　　100000
借：银行存款　　　　　　　　　　　　　　10300
　　贷：固定资产清理　　　　　　　　　　　　　10300
借：资产处置损益　　　　　　　　　　　　4700
　　贷：固定资产清理　　　　　　　　　　　　　4700

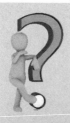

如放弃免征增值税，开具3%的增值税专用发票，则：

借：固定资产——累计折旧　　　　　　　　　　85000

　　固定资产清理　　　　　　　　　　　　　　15000

　　贷：固定资产——原值　　　　　　　　　　　　　100000

借：银行存款　　　　　　　　　　　　　　　　10300

　　贷：固定资产清理　　　　　　　　　　　　　　　10000

　　　　应交税费——简易计税　　　　　　　　　　　　300

　　　　　　　　　　　　　　　［10300÷（1+3%）×3%］

借：资产处置损益　　　　　　　　　　　　　　5000

　　贷：固定资产清理　　　　　　　　　　　　　　　5000

（2）甲公司若为湖北省以外小规模纳税人，处置使用过的设备免征增值税，减按1%征收率征收增值税，则：

借：固定资产——累计折旧　　　　　　　　　　85000

　　固定资产清理　　　　　　　　　　　　　　15000

　　贷：固定资产——原值　　　　　　　　　　　　　100000

借：银行存款　　　　　　　　　　　　　　　　10300

　　贷：固定资产清理　　　　　　　　　　　　　10198.02

　　　　应交税费——简易计税　　　　　　　　　　101.98

　　　　　　　　　　　　　　　［10300÷（1+1%）×1%］

借：资产处置损益　　　　　　　　　　　　　　4800

　　贷：固定资产清理　　　　　　　　　　　　　　　4800

如放弃免征增值税，开具3%的增值税专用发票，则：

借：固定资产——累计折旧　　　　　　　　　　85000

　　固定资产清理　　　　　　　　　　　　　　15000

　　贷：固定资产——原值　　　　　　　　　　　　　100000

借：银行存款　　　　　　　　　　　　　　　　10300

　　贷：固定资产清理　　　　　　　　　　　　　　　10000

　　　　应交税费——简易计税　　　　　　　　　　　　300

　　　　　　　　　　　　　　　［10300÷(1+3%)×3%］

借：资产处置损益　　　　　　　　　　　　　　5000

　　贷：固定资产清理　　　　　　　　　　　　　　　5000

附　录

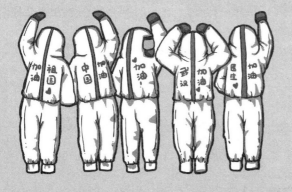

疫情防控税费优惠政策盘点

1.《财政部　税务总局关于支持个体工商户复工复业增值税政策的公告》（财政部　税务总局公告 2020 年第 13 号）

2.《国家税务总局关于支持个体工商户复工复业等税收征收管理事项的公告》（国家税务总局公告 2020 年第 5 号）

3.《国家医保局　财政部　税务总局关于阶段性减征职工基本医疗保险费的指导意见》（医保发〔2020〕6 号）

4.《人力资源社会保障部　财政部　税务总局关于阶段性减免企业社会保险费的通知》（人社部发〔2020〕11 号）

5.《财政部　国家发展改革委关于新型冠状病毒感染的肺炎疫情防控期间免征部分行政事业性收费和政府性基金的公告》（财政部　国家发展改革委公告 2020 年第 11 号）

6.《文化和旅游部办公厅关于暂退部分旅游服务质量保证金支持旅行社应对经营困难的通知》（文旅明电〔2020〕33 号）

7.《海关总署关于临时延长汇总征税缴款期限和有关滞纳金、滞报金事宜的公告》（海关总署公告 2020 年第 18 号）

8.《国务院关税税则委员会关于防控新型冠状病毒感染的肺炎疫情进口物资不实施对美加征关税措施的通知》（税委会〔2020〕6号）

9.《财政部　税务总局关于支持新型冠状病毒感染的肺炎疫情防控有关个人所得税政策的公告》（财政部　税务总局公告2020年第10号）

10.《财政部　税务总局关于支持新型冠状病毒感染的肺炎疫情防控有关捐赠税收政策的公告》（财政部　税务总局公告2020年第9号）

11.《财政部　税务总局关于支持新型冠状病毒感染的肺炎疫情防控有关税收政策的公告》（财政部　税务总局公告2020年第8号）

12.《财政部　海关总署　税务总局关于防控新型冠状病毒感染的肺炎疫情进口物资免税政策的公告》（财政部　海关总署　税务总局公告2020年第6号）

13.《国家税务总局关于支持新型冠状病毒感染的肺炎疫情防控有关税收征收管理事项的公告》（国家税务总局公告2020年第4号）

14.《国家税务总局关于充分发挥税收职能作用　助力打赢疫情防控阻击战若干措施的通知》（税总发〔2020〕14号）

15.《国家税务总局关于做好新型冠状病毒感染的肺炎疫情防控期间出口退（免）税有关工作的通知》（税总函〔2020〕28号）

16.《国家税务总局关于进一步延长2020年2月份纳税申报期限有关事项的通知》（税总函〔2020〕27号）

17.《财政部　税务总局关于实施小微企业普惠性税收减免政策的

通知》（财税〔2019〕13 号）

18.《国家税务总局关于取消增值税扣税凭证认证确认期限等增值税征管问题的公告》（国家税务总局公告 2019 年第 45 号）

19.《财政部　税务总局关于增值税期末留抵退税有关城市维护建设税教育费附加和地方教育附加政策的通知》（财税〔2018〕80 号）

20.《财政部　税务总局关于延长高新技术企业和科技型中小企业亏损结转年限的通知》（财税〔2018〕76 号）

21.《财政部　国家税务总局关于全面推开营业税改征增值税试点的通知》（财税〔2016〕36 号）

22.《财政部　国家税务总局关于专项用途财政性资金企业所得税处理问题的通知》（财税〔2011〕70 号）

23.《财政部　国家税务总局　外经贸部关于外国政府和国际组织无偿援助项目在华采购物资免征增值税问题的通知》（财税〔2002〕2 号）

24.《财政部　国家税务总局关于土地增值税一些具体问题规定的通知》（财税字〔1995〕48 号）